炭水化物はからだに悪い。
炭水化物はダイエットの大敵。
炭水化物は糖質だから食べる量を
減らしたほうがいい。

実はこれ、ぜんぶ間違いです。

JN086566

実は、炭水化物には食物繊維《しょくもつせんい》が
たっぷり含まれています。
だから、炭水化物は
しっかり食べたほうがいいんです。

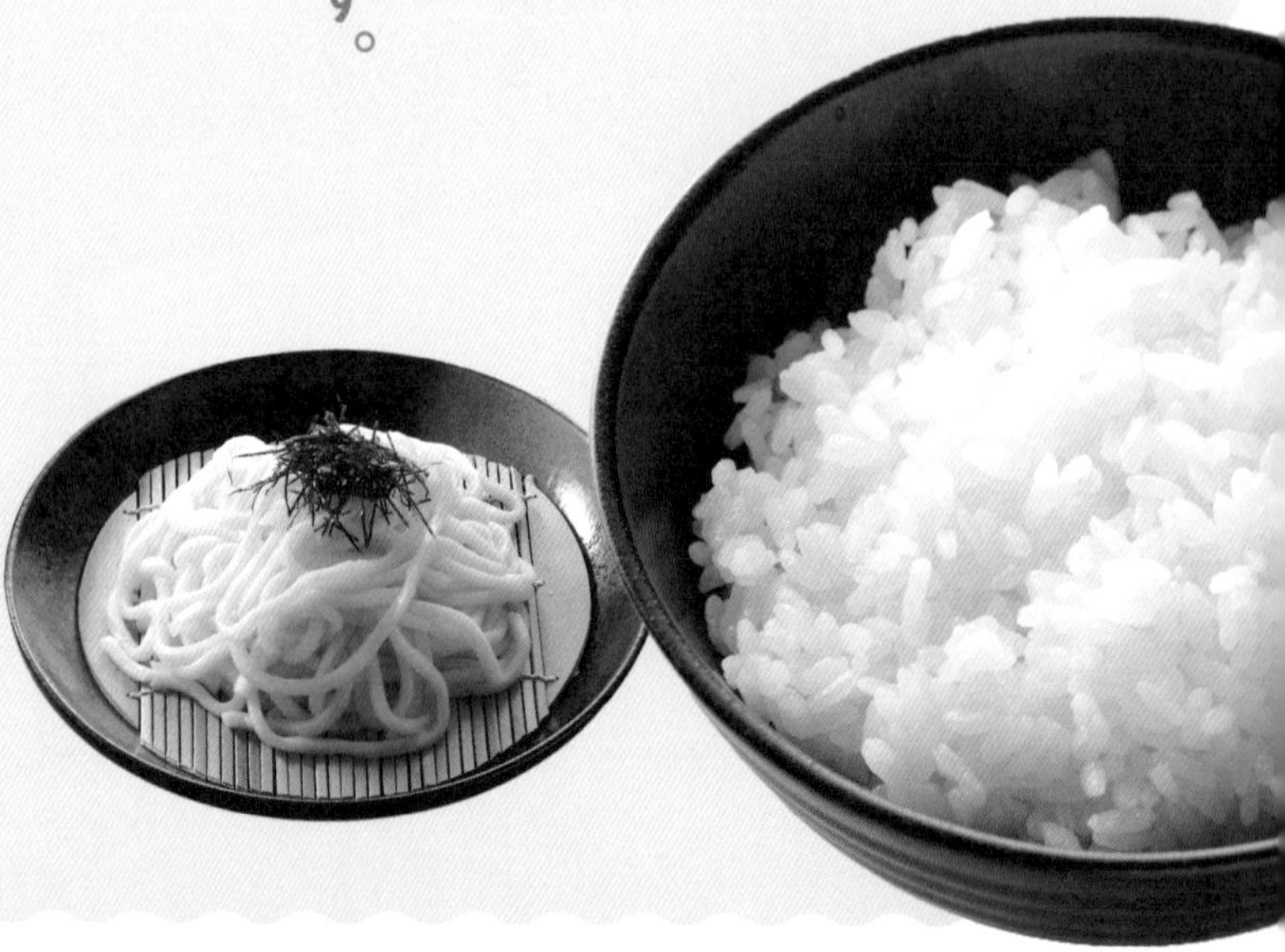

でも、ただ食べればいいわけではありません。
食べ方にちょっとした工夫が必要です。

その工夫、それは
「冷まして食べる」
ということです。

炭水化物は
「冷ます」とすごいいんです！

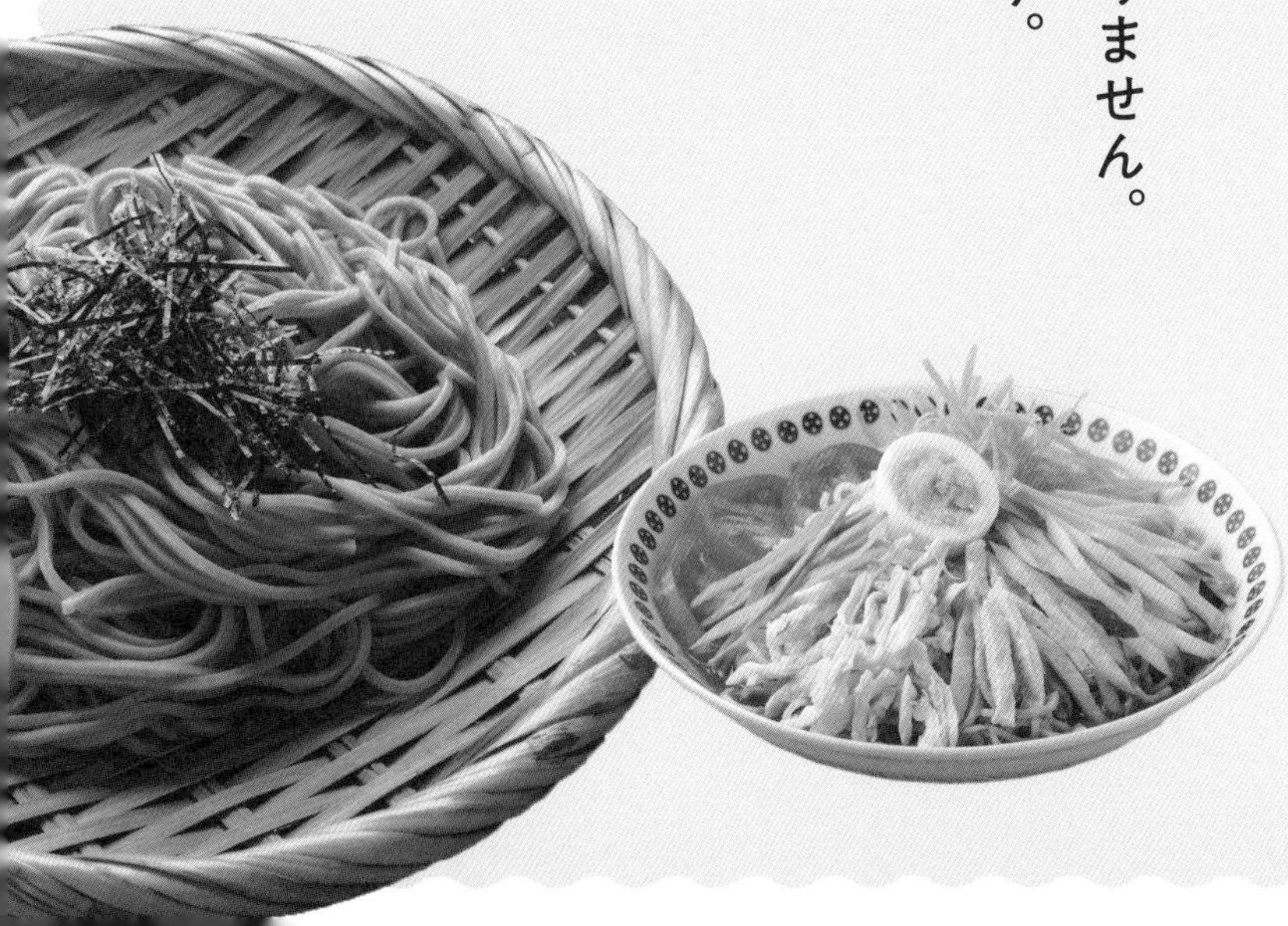

炭水化物は冷ますと
レジスタントスターチという
「すごい食物繊維」
に変身します。

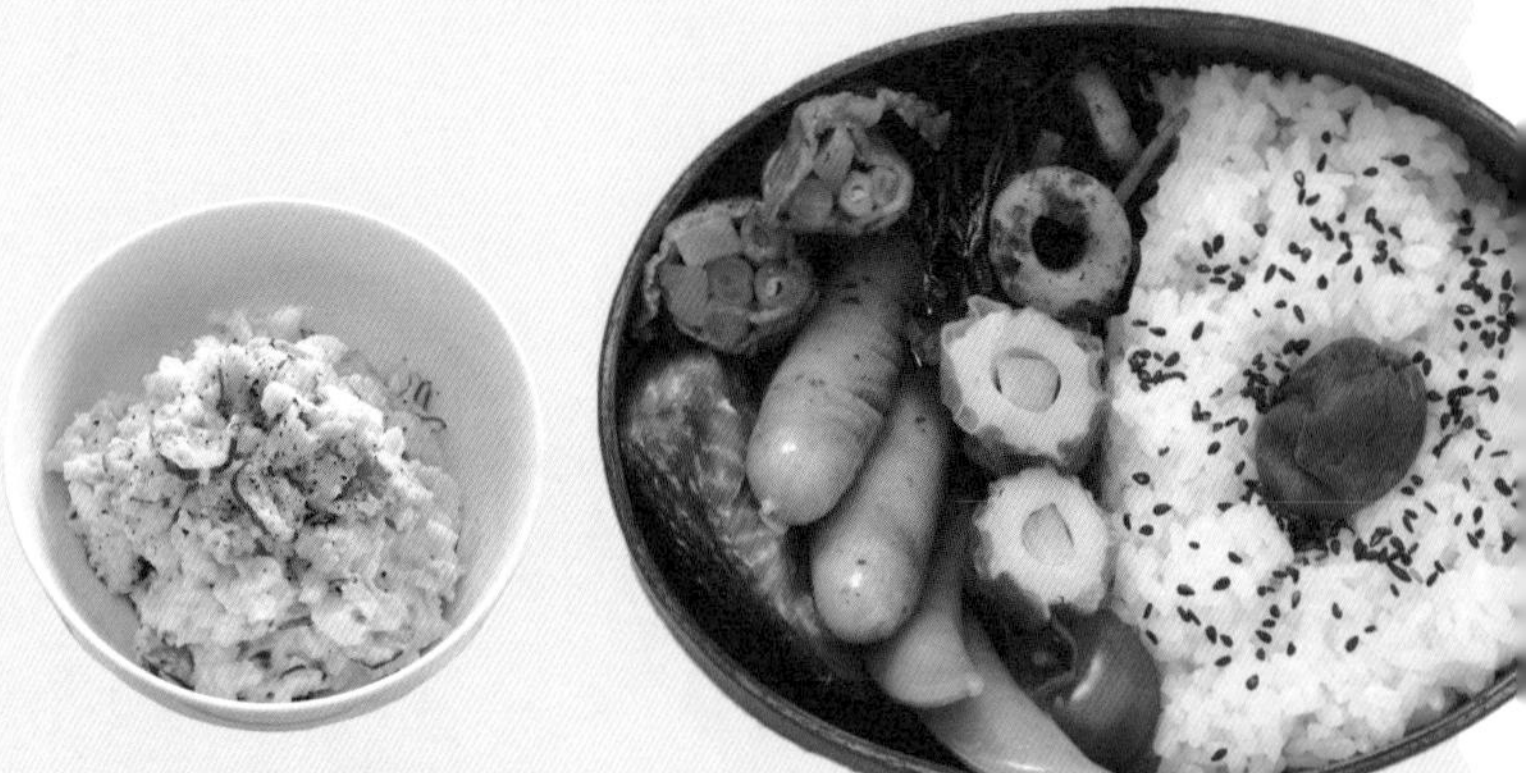

レジスタントスターチは腸のすみずみまでキレイにする最強の食物繊維といわれています。

レジスタントスターチの効果は次のページをご覧ください。

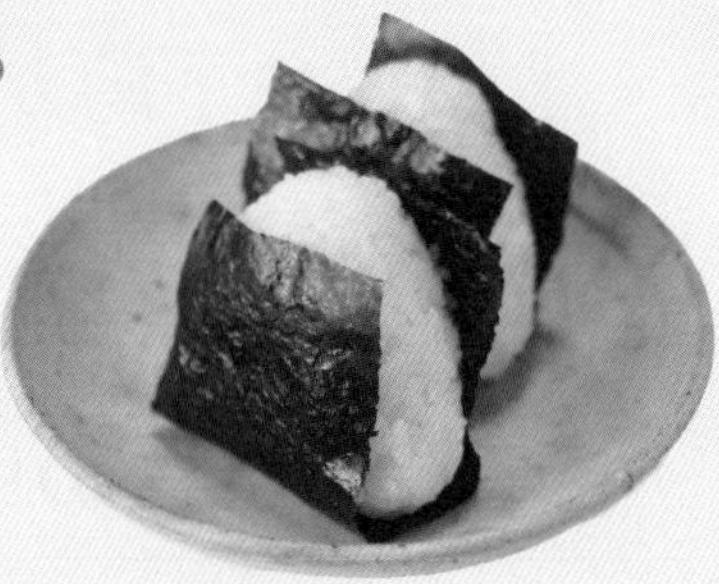

ハイパー食物繊維「レジスタントスターチ」は、こんなにすごい!

腸の有害物質をまとめて除去する

腸内細菌が増えて血液がキレイに

免疫力《めんえきりょく》がアップしてウイルスを撃退

便秘や下痢がみるみる改善

大腸がんのリスクが軽減

血糖値の上昇を抑えて
糖尿病を予防

骨粗《こつそ》しょう症《しょう》対策にも
効果てきめん

美肌効果も抜群！
「若返り菌」が増える

うつ病の予防・改善効果も

食べるだけで内臓脂肪が燃える

ダイエットの味方
「やせ菌」が増える

だから、「冷まして」食べましょう。
たとえば、

◎お昼ご飯は、お弁当にする
◎ラーメンならつけ麺、冷たいうどんやそばを食べる
◎パスタなら、アルデンテにゆで、冷製パスタに
◎ジャガイモ料理は、ポテトサラダや冷製スープに
◎夜食には、おにぎりやお寿司を　など

それだけで、レジスタントスターチを摂ることができます。

なぜ、これほどの効果が期待できるのか？
詳しくは本書をご確認ください！

炭水化物は冷まして食べなさい。 ―― もくじ

carbohydrates

第2章 ハイパー食物繊維「レジスタントスターチ」のすごい健康効果！

carbohydrates

第3章

炭水化物をたっぷり食べる！ レジスタントスターチ健康生活のすすめ

carbohydrates

第4章 レジスタントスターチ生活で迷ったときのQ&A

はじめに

なぜ、炭水化物を食べると健康になれるのか？

私たち日本人は、長年「ご飯」を主食として食べてきました。

しかし近年、糖質制限ダイエットがブームとなり、糖質を含んだ「ご飯」はダイエットの大敵とされています。

そして、あたかも糖質（炭水化物）そのものが、「からだに悪いもの」と見なされていることに強い危機感を覚えています。それは間違いです。

炭水化物は、「からだに悪いもの」ではなく「からだに絶対必要なもの」。

炭水化物を食べなければ、人は健康になれません。

「炭水化物を食べて健康になる」と聞いて、腑《ふ》に落ちない方もいるでしょう。

しかし、もしあなたが今、からだに不調や病気を抱えていたり、なかなか体重が減らなかったりと悩んでいたら、**ご飯やそば、パスタやうどん、ジャガイモといった炭水化物を、たっぷり食べていないことが原因**かもしれないのです。

アメリカのスコット・サロモン博士らが25年にわたって15万人に行った調査では、炭水化物（糖質）の摂取量が総カロリーの40パーセントに達しない人たちは、死亡リスクが高まり、寿命が短縮することが示されました。

また、炭水化物の摂取を大幅に減らすと、動脈硬化《どうみゃくこうか》のリスクが高まり、心臓病による死亡率が50パーセント近くも増加するとの報告もあります。

さらには、がんによる死亡率の増加や脳梗塞《のうこうそく》への影響も指摘されています。

このことからも、**「炭水化物を食べないと危険」**なことがご理解いただけるでしょう。
炭水化物が健康維持に欠かせないのは、糖質がエネルギー源になるためだけではありません。「炭水化物＝糖質」と認識している人が多いですが、**実は炭水化物の中には「食物繊維」がたっぷり詰まっています。**

食物繊維と聞くと、野菜をイメージするかもしれません。ですが、お米は摂取している食物繊維量のうちの10パーセント以上を占めており、これは全品目の中で第1位です。グラム当たりの含有量は1位ではありませんが、主食として毎日のように食べるため、結果として、お米から食物繊維をもっとも摂取していることになります。

つまり、炭水化物を食べないことは、そのまま食物繊維不足に陥ることを意味しているのです。糖質制限中に便秘になる人が多いのはこのためです。

さらに、**炭水化物には普通の食物繊維とは異なる、ハイパー食物繊維「レジスタントスターチ」まで含まれています。**

本書の主役となる「レジスタントスターチ」については、本文中でじっくり解説していくことにしましょう。

「腸活」には、炭水化物が必要

昨今、腸の重要性は広く知られ、「腸活《ちょうかつ》」という言葉も定着してきました。

腸内細菌を増やす発酵食品や、食物繊維を多く含んでいる野菜を食べている人も少なくないと思います。

しかし、これだけ腸活の必要性が叫ばれていながら、日本人の食物繊維の摂取量は年々低下しており、現在は14グラム程度になっています。摂取目安量は18～21グラムであるため、4～7グラム程度不足していることになります。ちなみに戦後すぐ、１９４７年の食物繊維の摂取量は約27グラムでした。

なぜ、野菜を積極的に食べている現代人の食物繊維量は減っているのか？

それは、食物繊維たっぷりの炭水化物を毛嫌いして、遠ざけていることが原因にほかなりません。


健康のカギを握る腸内環境を良好にするには、野菜を食べるよりも、まずは「ご飯」を食べるべきなのです。

冷ますだけで炭水化物は「ハイパー食物繊維」に変わる！

炭水化物のすごいところは、食物繊維を多く含んでいるだけではありません。

炭水化物の糖質（でんぷん）の中には、レジスタントスターチ（難消《なんしょう》化性《かせい》でんぷん）という成分があります。カッコイイ名前ですが、レジスタント（消化しにくい）スターチ（でんぷん）という、そのままの名前です。

このレジスタントスターチがすごいんです。

レジスタントスターチは糖質ではありますが、食物繊維と同じような、いやそれ以上の働きをします。

食物繊維には、水溶性《すいようせい》食物繊維と不溶性《ふようせい》食物繊維の２種類があり、腸内環境を良好にするには両方を摂取することが大切です。水溶性食物繊維は腸の善玉菌《ぜんだまきん》の栄養になったり、不溶性食物繊維は腸にたまった有害物質を回収したりと、２種類とも腸内環境を整える上でなくてはならないものなのです。

実は、レジスタントスターチは、水溶性と不溶性、両方の食物繊維の機能を兼ね備えています。そのため、非常に効率よく腸内環境を良好にしていくことができます。

しかし、すごいのはそれだけではありません。

ふつうの食物繊維は、大腸と肛門を繋ぐ直腸《ちょくちょう》を素通りしてしまうため、直腸に腸内細菌を増やすことは容易ではありません。しかし、**レジスタントスターチなら、直腸にもしっかりアプローチして、からだにいい善玉菌を届けることができます。**

つまり、**レジスタントスターチは、腸全体をくまなく掃除しながら腸内細菌に栄養を与え、腸を隅から隅まで元気にしてしまう「ハイパー食物繊維」**なのです。

しかも、同じ量の炭水化物を食べても、レジスタントスターチならばカロリーが半分。腹持ちがいいため、食べすぎを抑えることにも役立ちます。

レジスタントスターチの存在が発見されたのは、1980年代のこと。それまでは、その存在に誰も気づかずにいたのです。毎日食べていたのにもかかわらず。

しかし、研究技術の進歩により、レジスタントスターチには腸内環境を良好にする大切な役割があることがわかってきたのです。

レジスタントスターチは、ご飯やうどん、ジャガイモや豆類などの炭水化物に含まれていますが、不思議な特徴があります。

それは、**「冷ますと増える」**ということ。例えば、炊きたてご飯よりも、冷ましたご飯のほうが、約1・6倍もレジスタントスターチの量が増えます。その詳しいメカニズムについては、第1章で詳しく説明することにしましょう。

お弁当はレンジでチンしないで食べよう

レジスタントスターチの測定法が確立されたのは最近であるため、昔の人がどれだけ摂取していたかはわかりません。しかし、考えてみると、現在より保温技術が整っていなかった昔は、「冷たいご飯」をたくさん食べていたことは間違いないでしょう。

つまり、**昔の日本人は意識しなくてもたくさんのレジスタントスターチを食べ**

ていたことになります。なぜ、昔の人はたくさんご飯を食べていたのに、やせていたのでしょうか。その答えは、レジスタントスターチをたくさん摂取していたため、腸内環境が常に良好な状態にあり、脂肪の蓄積を防いでいたからといえます。

調理機器の進化で、私たちはいつでもどこでも「温かいご飯」を食べられるようになりました。炊飯ジャーは、いつでもホカホカご飯を用意してくれて、冷蔵や冷凍したご飯だって、電子レンジを使えばすぐに温め直すことができます。お弁当を食べるときは、コンビニや職場のレンジでチンしている人がほとんどではないでしょうか。

しかし、その代償としてレジスタントスターチの摂取量が減り、また、炭水化物を遠ざける食生活によって食物繊維全般の摂取量も減ってしまいました。

それがもたらしたのは、腸内環境の乱れによる肥満、血液の質の悪化、免疫力の低下、生活習慣病の恐怖です。

でも、大丈夫。やることは簡単。冷ますだけです。

本書は、いつも食べているご飯やうどん、そば、パスタ、ジャガイモなどの炭水化物を冷まして、レジスタントスターチを最大限に増やす方法をお伝えします。また、レジスタントスターチが私たちの健康にどんなメリットをもたらしてくれるのかを、さまざまな角度から解説していきます。

私たち日本人は、数千年前からずっと炭水化物をたっぷり食べて生き延びてきました。炭水化物を食べる量を減らすようになったのは、長い歴史の中でここ数十年のこと。

時代の変化は食の変化をもたらし、食の変化は健康状態に大きな影響を与えます。本書をきっかけに、みなさんが「レジスタントスターチ生活」を始め、理想の健康と美を手にしてくださることを願っています。

腸活先生　笠岡誠一

carbohydrates

第1章

炭水化物を冷ますと、腸活のエース「ハイパー食物繊維」に変わる！

carbohydrates

もともと日本人には「ご飯を食べるのに適した遺伝子」がある

人類は炭水化物に出合って進化できた

炭水化物が「からだに悪いもの」と敵視されるようになっています。確かに飽食の世の中になり、過剰な炭水化物の摂取で血糖値が上がり、それが原因で肥満や病気になっている人はいます。

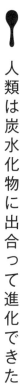

しかし、あくまで**「過剰な摂取」が悪い**のであって、炭水化物が含んでいる食物繊維や、レジスタントスターチなどのでんぷんの摂取を控えたら、逆に健康に悪影響を与えてしまいます。

そもそも人類は、炭水化物を食べて進化してきたのです。

つい最近まで、石器時代の人類は肉を主食にしていたと考えられていました。

しかし、バルセロナ自治大学のカレン・ハーディ博士の研究により、この定説は覆《くつがえ》されています。

石器時代の人類の歯石《しせき》を調べたハーディ博士によると、歯石には炭水化物の成分が確認できたといいます。私たちの遠い祖先は、木の実や地下茎などからエネルギーとなる炭水化物を摂取していたのです。

さらに、人類が火を使うようになって加熱調理を始めると、炭水化物から摂れるエネルギーが増加し、その結果、脳が大きくなり人類が進化を遂げたこともわかっています。

このように炭水化物は、人間が活動するためになくてはならない栄養素なのです。それを制限することは、大げさにいうと「人間をやめる」行為といえます。

日本人が炭水化物を控える必要はない

特に、**日本人は「ご飯」を主食に選び、3000年以上にわたって食べ続けてきました。その結果、遺伝子レベルで驚くべき進化を遂げている**ことがわかっています。

ダートマス大学のナサニエル・ドミニー博士は、世界のさまざま民族の唾液《だえき》を調査し、そこに含まれる「アミラーゼ遺伝子」を解析しました。

アミラーゼ遺伝子には、炭水化物（でんぷん）を甘い糖に分解する働きがあります。**炭水化物をあまり食べない民族はアミラーゼ遺伝子が4〜5個だったのに対し、日本人は平均7個持っている**ことがわかったのです。

アミラーゼ遺伝子を多く持っているほど、炭水化物を分解しやすくスムーズに利用することができます。そのため、無理して油（脂肪）からエネルギーを摂る必要はないのです。

このことは日本人が長寿国であることの理由の一つとして間違いありません。私たちの祖先は、炭水化物をたっぷり食べていたから、遺伝子さえも進化させて、健康長寿を実現させてきたのです。

そもそも「糖質制限ダイエット」「低糖質ダイエット」は、欧米で生まれたダイエット法です。

炭水化物をたっぷり含む米を栽培できるのは、世界でも一部の限られた地域だけです。そんな日本に住む日本人には、米を中心とした炭水化物をたっぷり食べてほしいのです。

糖尿病の原因は炭水化物のせいではない

炭水化物を食べると、糖尿病のリスクが高まると勘違いしている方がいます。しかし、**近年、日本人に糖尿病が増加しているのは、食の欧米化が急速に進んだから**にほかなりません。

肉や乳製品などの動物性タンパク質の摂取量が増えている一方、炭水化物や食物繊維の摂取量は減少しています。炭水化物を欠いたバランスの悪い食生活を続けていると、腸内環境が乱れ、それが結果として、肥満や糖尿病などの生活習慣病を引き起こしてしまいます。

炭水化物を食べると血糖値が上がる。血糖値が上がると糖尿病になりやすい。といった短絡的な考えで、炭水化物の摂取を控えると、糖尿病などの生活習慣病のリスクが逆に高まってしまうので注意が必要です。

carbohydrates

炭水化物不足は命に関わる病気を引き起こす

炭水化物の摂取量は年々減少している

日本人は遺伝的に炭水化物を食べるのに適しているにもかかわらず、その摂取量は年々減少しています。

1951年には1日に平均424グラムだったのが、2006年には264グラムに落ち込んでいます。

主食であるお米の消費量は、ピークの1962年から半減。当時は1日約2合のお米を食べていましたが、現在はその半分です。

その結果、何が起きているかというと、**日本人は、栄養素の摂取バランスが崩れると同時に、危機的なエネルギー不足にも陥っている**のです。

現在の日本人はこれだけ飽食《ほうしょく》の時代でありながら、一日の摂取エネルギー量は、戦後すぐと同程度にまで減少しています。

エネルギー不足が、からだにどんな問題を引き起こすか解説していきましょう。

人間は、何もせずじっとしているときでも、心拍、呼吸、体温の維持などの生命活動を続けています。このとき使われるエネルギーを基礎代謝《きそたいしゃ》といいます。

炭水化物が不足していると、基礎代謝をはじめとするエネルギー消費を、生命活動に不可欠なタンパク質などで賄《まかな》わなくてはなりません。

現在の日本人は、炭水化物の摂取が激減している一方、その代わりに脂質の摂取量を増やすことで、なんとかエネルギーを確保し、命を存続させようとしているのです。

エネルギー不足が命に関わる疾患を引き起こす

ダイエット目的で、炭水化物の摂取を減らして、脂質の摂取も減らすとエネルギー不足になります。

基礎代謝を賄うためのエネルギーをからだの中にあるタンパク質から作り出しますが、その際、さまざまな問題が生じてしまいます。

まず、自分の筋肉を分解してエネルギーを作り出すため、**どんどん筋肉量が低下してしまいます。**骨まで悪影響を及ぼし、**骨粗しょう症が発症する危険性も**指摘されています。

タンパク質の分解物が血液の浄化装置、**腎臓《じんぞう》に負担をかけて、内臓疾患のリス**

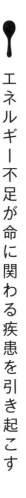

クを高める可能性もあります。

炭水化物や脂質を減らすかわりに、タンパク質の摂取を極端に増やすことも、からだへ負担をかけることになるのです。

繰り返しますが、長期間にわたって炭水化物の摂取を大幅に減らすと、**心臓病による死亡率が50パーセント近くも増加**するという報告もあります。

つまり、炭水化物の摂取量を減らしてしまうと、そのためにタンパク質が代理で使われるため、本来タンパク質が担うべき役割を全うできなくなってしまい、からだにさまざまな不調や病気が生じてしまうのです。

特に、高齢者は注意が必要です。

高齢者は、タンパク質がエネルギーとして使用されてしまうと、内臓組織の原料となるタンパク質が不足し、からだはどんどん老化してしまいます。

高齢になってきたら、医師などの指示がない限り、炭水化物の摂取量を減らさないことが原則です。

carbohydrates

「炭水化物＝糖質」は大間違い、食物繊維がたっぷり含まれている

意外と知らない、炭水化物の役割

炭水化物が毎日の食事に欠かすことができないのは、エネルギー摂取のためだけではありません。

「炭水化物＝糖質」と認識されている人が多いかと思いますが、炭水化物の中には糖質のほかにも「食物繊維」が含まれています。

食物繊維と聞くと、野菜のイメージが強いかと思います。しかし、穀類《こくるい》やイモ類、豆類にも食物繊維は豊富に含まれているのです。

それどころか、**日本人は食物繊維をお米から一番多く摂っています。**そのため、糖質制限をすると、便秘になってしまう人が多いのです。

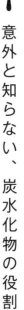

お米には、でんぷんや食物繊維のほか、タンパク質まで含まれています。

しかも、お米のタンパク質には健康に欠かせない必須《ひっす》アミノ酸がすべて含まれています。

また、ビタミンやミネラルなどの栄養素も豊富に含まれており、大変優れた栄養食といえるでしょう。


お米の栄養素の中でも見逃せないのは、やはり食物繊維の存在です。

のちに詳しくお伝えしますが、現代人は食物繊維の摂取量が足りていません。

健康のために野菜を食べている人は多いかと思いますが、**効率的に食物繊維を摂るには、米などの炭水化物をたっぷり摂取することが必要**だったのです。


1955年時点で、日本人の食物繊維の摂取量は約22グラムありました。しかし、2018年には約14グラムに減少しています。

実は、この減少した分のうち、約6グラムが米や麦などの穀物による摂取量です。しかも、この数値には、本書で紹介する「レジスタントスターチ」の量がほとんど含まれていません。

レジスタントスターチは食物繊維と同じ働きをする糖質（でんぷん）ですが、測定法が確立されたのは近年のこと。

そのため、穀類やイモ類などの炭水化物に含まれるレジスタントスターチの量を加算すると、1955年時点の日本人は、さらにたくさんの食物繊維を摂取していたことになります。

食物繊維の摂取量の減少は、日本人の健康に何をもたらしたのでしょうか。

奇しくも1955年頃から、悪性新生物《あくせいしんせいぶつ》（がん）や心疾患《しんしっかん》の罹患《りかん》率は上昇しています。メタボリックシンドローム、高血圧、脳血管疾患、糖尿病など生活習慣病全般が増加傾向にあります。

特に糖尿病。炭水化物の食べすぎが血糖値の上昇をもたらし、それが糖尿病の原因の一つとされていますが、炭水化物の摂取量はむしろ減っているのです。にもかかわらず、**なぜこんなにも日本人は「不健康」になってしまったのか。**

それは炭水化物から摂取する食物繊維が減ってしまったため、腸内環境が乱れに乱れているからです。

私は、腸内環境を整えることこそ、肥満を防止し、健康長寿を実現するための正しい道であり、最短の道であると考えています。

私たちは今すぐ「腸活」を始めなければなりません。

そのためには、炭水化物をたっぷり食べることが必要なのです。

炭水化物は食物繊維＆レジスタント スターチのダブルで腸活！

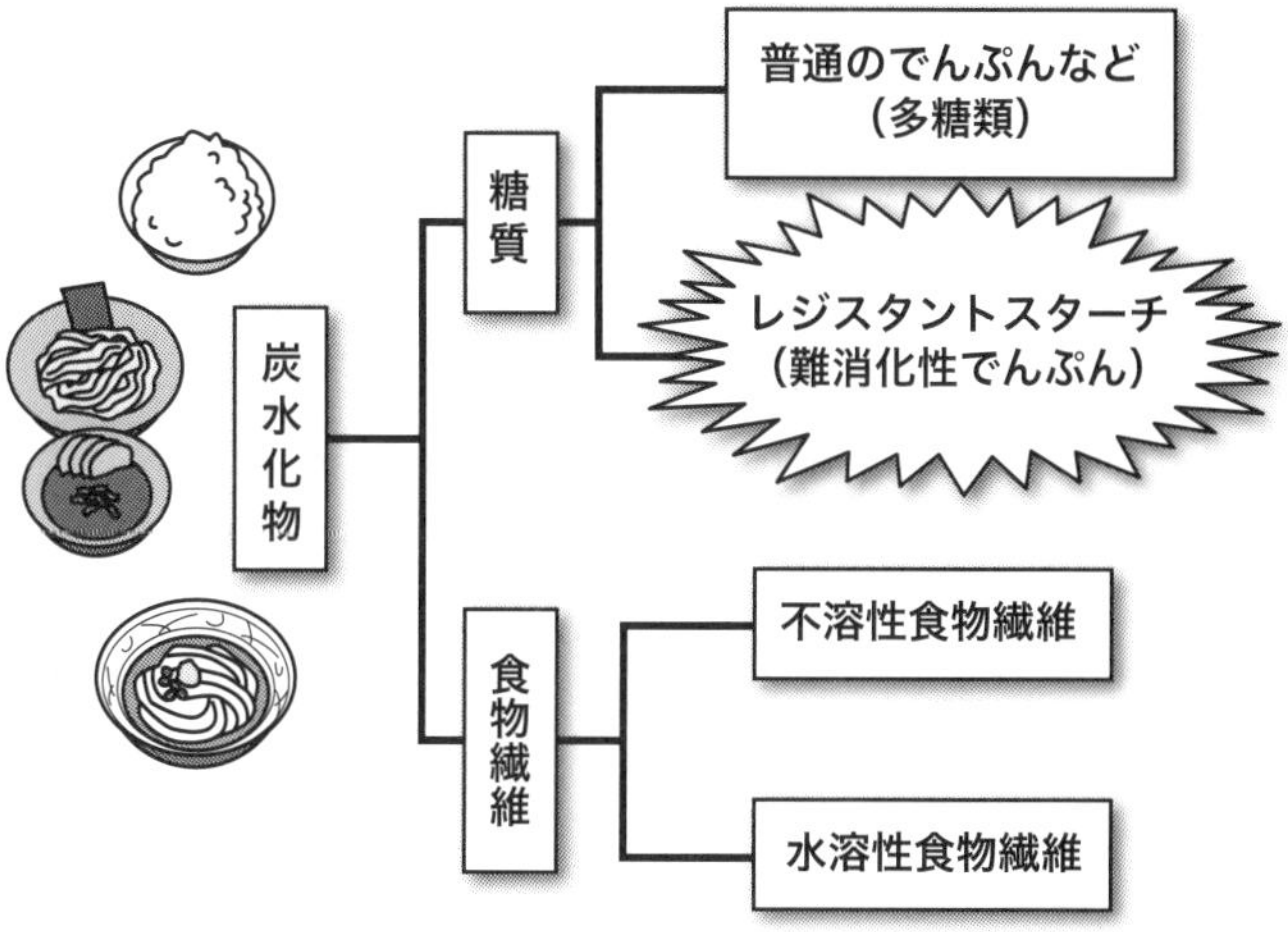

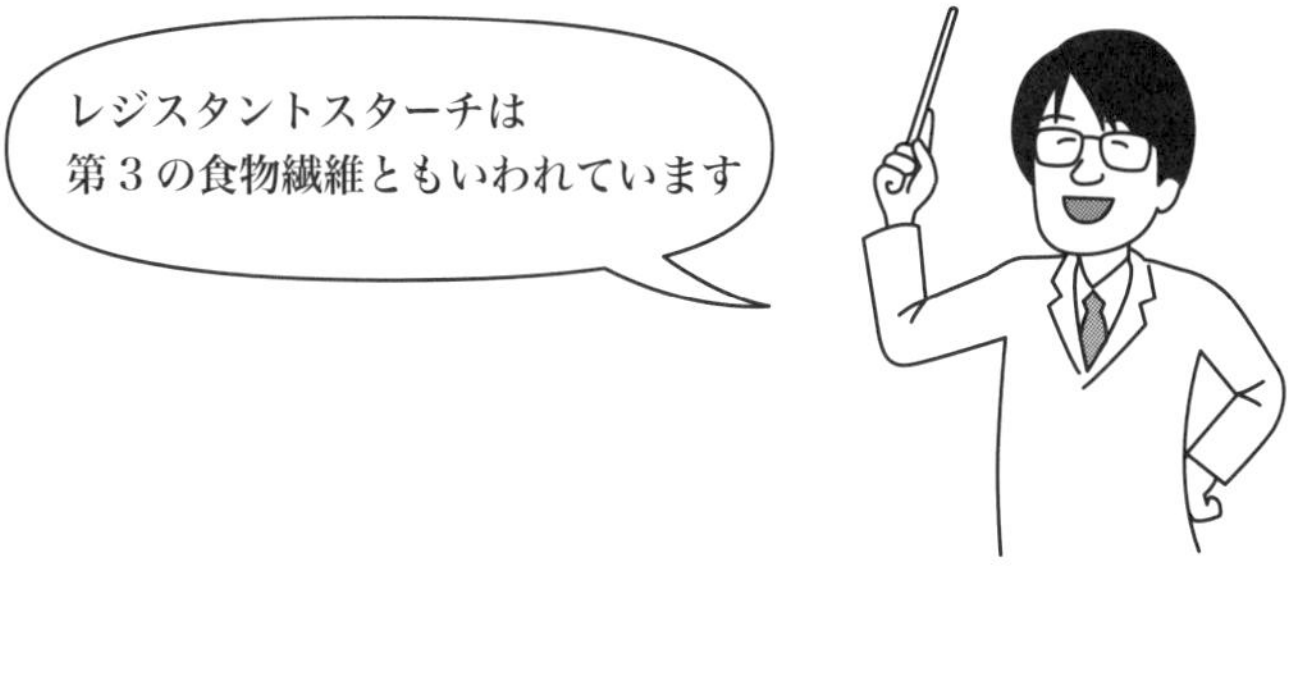
レジスタントスターチは
第３の食物繊維ともいわれています

carbohydrates

腸の状態が全身の
健康状態を決める

「腸活」で健康になれる5つの理由

これから、炭水化物から生まれるハイパー食物繊維「レジスタントスターチ」が、いかに腸活に役立つものか紹介していきますが、まず、なぜ「腸活」が健康とダイエットに有効なのか、大前提の部分を簡単に押さえておきましょう。

かつては、腸というと、食べ物を消化吸収するための長い管で、単なる内臓の一つだと捉えられていました。

それは確かに正しいのですが、昨今の研究では、**腸は「第2の脳」といわれるほど、人体にとって重要な役割を担っている**ことがわかってきています。

第1に、腸内環境が悪化すると、発がん性物質などのさまざまな有害物質が発生してしまいます。

こういった有害物質は、腸から血液に乗って運ばれてしまうため、全身の不調や病気を引き起こすリスクを高めてしまうのです。

お肌や髪の毛のトラブルと腸内環境が関係しているのはこのためです。

極端な言い方をすると、汚れた腸からは汚れた血液しか生まれず、汚れた血液からは汚い細胞しか生まれないともいえます。

第2に、全身の免疫細胞の約6割は腸に存在しています。

からだに侵入してきたウイルスや病原菌をブロックするために、腸の上皮には免疫細胞による何重ものバリアが張り巡らされています。

いわゆる「腸管《ちょうかん》バリア」と呼ばれるこの仕組みは、腸内細菌のバランスを整えることで正常に機能します。

全身の免疫機能をつかさどっているのは腸なのです。

第3に、万病のもとになり得る肥満も、腸活によって解消することができます。

一部の腸内細菌は、食物繊維を食べると「短《たん》鎖《さ》脂《し》肪《ぼう》酸《さん》」という物質を作り出します。

短鎖脂肪酸には脂肪の蓄積を防ぐ働きがあることがわかっており、無理な糖質制限などしなくても、腸内環境を健全に保つことによって、太りにくいからだを作ることができるのです。

メンタルトラブルも美容も、腸が関係している

第4に、腸はメンタルトラブルとも密接に関わっています。

腸は自律神経の影響を受けやすい臓器です。ストレスや不安などで自律神経が乱れると、腸内環境が悪くなって腹痛などが起きるのはそのためです。

逆に、腸内環境が乱れると、自律神経を乱して、うつ状態になりやすいこともわかっています。

いわば腸は、心とからだを繋いでいる臓器、なのです。

第5に、腸は栄養を取り込む場所なので、腸の機能が衰えていると、全身に栄養たっぷりの血液を送り届けることができなくなります。

そのため、細胞の老化が加速してしまいます。

加齢によって腸の善玉菌の数が減り、悪玉菌の数が増えていきますが、健康に長生きしている人の腸内環境は若い人と変わりません。

つまり、腸活によって善玉菌を増やし、腸内環境を健全に保てば、アンチエイジングの期待もできるでしょう。

このように「腸活」によって腸内環境を整えることは、いつまでも若々しく健康に生きるための必須条件だといえます。

carbohydrates

腸活にはレジスタント
スターチが必要

腸内環境を整えるためにできること

腸には、1000種類以上、100兆個にもおよぶ腸内細菌が住んでいます。重さにして約1・5キログラムというから驚きです。

私たちは、1・5キログラムもの腸内細菌とともに生きているんですね。

腸内細菌は多種多様なグループに分かれて花畑のように群生していることから、「腸内フローラ」とも呼ばれています。

腸内細菌は、善玉菌、悪玉菌、日和見菌《ひよりみきん》の3種類に大別されます。

ビフィズス菌や乳酸菌などの善玉菌が優勢な状態を作り出すのが、「腸活」の目指すところです。

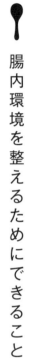

そのためにできることが3つあります。

1つ目は、納豆やキムチなどの発酵食品に含まれる善玉菌そのものを、腸に送り届けること。

これをプロバイオティクスといいます。

「共生」を意味する「プロバイオシス」が語源の言葉です。善玉菌と一緒に生きよう、というわけです。

2つ目は、善玉菌のエサとなる食物繊維を送り届けることです。

食物繊維の中でも、水に溶ける性質のある水溶性食物繊維、ワカメやオクラ、春菊などを食べる必要があります。

これはプレバイオティクスと呼ばれています。

「プレ」というのは「先立って」という意味です。善玉菌のエサになり、善玉菌を増やすことを目的とした成分を指します。

プロバイオティクスもプレバイオティクスも、「腸活」には欠かせないものです。実際に食生活に取り入れている人も少なくないでしょう。

レジスタントスターチこそ「腸活」の切り札

しかし、日本人の食物繊維量は、目標値より約4～7グラム不足しています。野菜の摂取量は増えているのに食物繊維が足りていないのは、お米やイモ類、豆類などの炭水化物の摂取が減っているからです。

そこで注目したいのは、炭水化物に含まれているレジスタントスターチ（難消化性でんぷん）。

レジスタントスターチは、糖質（でんぷん）でありながら、食物繊維と同じような働きをします。

小腸で消化吸収されず、大腸まで達することができ、そこで腸内細菌たちに分解されると、ブドウ糖になります。これが腸内細菌の格好の「エサ」になるのです。

つまり、**わざわざ食物繊維を摂取しなくても、炭水化物を食べれば、善玉菌たちに栄養を与えて、善玉菌優勢の腸内環境を築ける**ことになります。

これまで、食物繊維をせっせと食べて、お腹の健康を気にしていた人にとっては、レジスタントスターチの存在は驚きかもしれません。「ご飯を食べればよかったのか」と。

また、ダイエットのために炭水化物を控えていた人はもっと驚きでしょう。エネルギーになる以外、なんの役に立たないと思っていた炭水化物が、実は腸内環境を整える上で、何よりも有効だったのですから。

しかも、日本人には炭水化物を食べることを運命づける遺伝子があるのですから。

でも、レジスタントスターチのすごさは、食物繊維の代わりになるだけではありません。

それよりもすごい「ハイパー食物繊維」です。

次ページより、レジスタントスターチのすごさをじっくり解説していきましょう！

carbohydrates

「腸活」のエース、レジスタントスターチはこんなにすごい

炭水化物を冷ますとレジスタントスターチに変わる

レジスタントスターチは、炭水化物に含まれる「でんぷん」の一種です。普通のでんぷんは、食べると小腸までで消化吸収されます。

しかし、レジスタントスターチは、小腸で吸収されずに大腸まで行き着くことができます。「消化されにくい（レジスタント）」、「でんぷん（スターチ）」であることから、日本では「難消化性でんぷん」と呼ばれています。

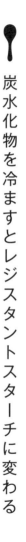

レジスタントスターチには、人工的に加工されたものを除くと、ぜんぶで3種類あり、RS1、RS2、RS3と名前がつけられています（RSはレジスタントスターチの意）。

RS1の代表は、玄米です。玄米のように糠《ぬか》や表皮に包まれているでんぷんは、消化酵素によって物理的に消化吸収されないため、大腸まで行き着くことができます。全粒粉《ぜんりゅうふん》でできたパンもこの仲間です。

RS2は、でんぷんそのものが消化されにくい性質を持っているタイプです。生のジャガイモや、調理用の青いバナナなどがこれに当たります。

RS3は、もともと消化されやすい普通のでんぷんが、加熱調理後に冷ますことによって性質が変わり、消化されにくくなったものです。つまり、パンやコーンフレークは、そのまま食べればRS3が含まれています。

RS3は「加熱したあと冷ます」と増加するため、「冷ましたご飯」「冷製パスタ」「冷やしうどん」「ポテトサラダ」などに、たっぷり含まれています。

炭水化物（でんぷん）をいちど加熱調理して、そのあと冷ますだけでOKです。

パスタの場合、アルデンテにゆでると、芯の部分がRS1のように物理的に消化されにくくなるため、さらにレジスタントスターチを増やすことができます。

レジスタントスターチの具体的な食べ方については、第3章にまとめましたので、そちらをご参照ください。

本書ではこれから、だれもが一番気軽に実践できる方法「加熱したあと冷まして生まれるRS3」を中心に解説していくことにします。

なぜ、冷ますだけで性質が変化するの？

でんぷんは食べると消化吸収されるのに、なぜ冷ますだけでレジスタントスターチに変わるのでしょうか？

その仕組みはわりとシンプルです。

でんぷんは、たくさんのブドウ糖が集まってできています。ブドウ糖を1本のひもとしてイメージしてみてください。

加熱後のでんぷんは、ブドウ糖のひもが絡まらずに伸びた状態。

そのため、消化酵素《しょうかこうそ》の働きで簡単にほどけてしまいます。これが、「消化される」ということ。

しかし、加熱後のでんぷんを冷ますと、ひもが絡まりあってたくさんの結び目ができます。こうなると、消化酵素が来ても、ブドウ糖のひもは解けなくなります。この状態が「消化されない」ということ。

その結果、成分は同じまま、でんぷんを大腸まで届けることができます。

なんだ、それだけか、と思われましたか？

ですが、レジスタントスターチが大腸に届くことによって、腸は素晴らしいメリットを手に入れることができるのです。

なぜ、冷ますと レジスタントスターチに変わる?

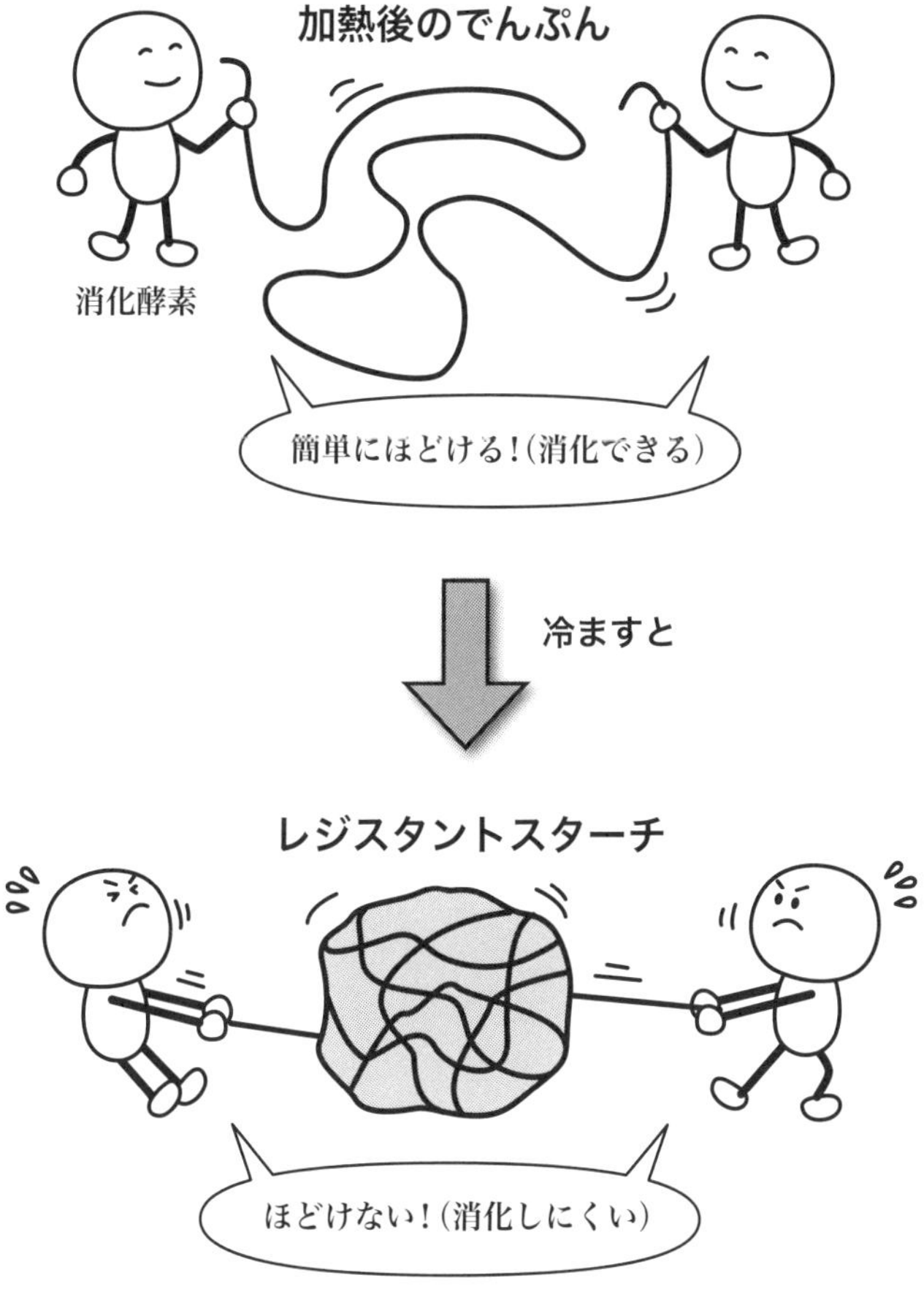

carbohydrates

レジスタントスターチは腸内細菌を腸のすみずみまで運ぶ

善玉菌が活躍するためには「家」が必要

レジスタントスターチが「ハイパー食物繊維」である理由の一つは、2種類ある食物繊維の役割を、両方とも担ってくれるからです。

食物繊維には、水に溶けない不溶性食物繊維と、水に溶ける水溶性食物繊維の2種類があります。それぞれ別の役割を担っています。

まず、**不溶性食物繊維は、便のかさを増やして腸のぜん動運動を促進する役割があります。**

ぜん動運動とは、排便のために欠かせない、腸が収縮《しゅうしゅく》する動きです。

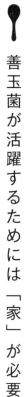

ぜん動運動がスムーズに行われると、腸内にたまった有害物質をくまなく体外に排出することができます。

不溶性食物繊維は、腸に刺激を与えて、ぜん動運動を促すことができるのです。

また、不溶性食物繊維には、腸内細菌の「家」になる役割もあります。

腸内細菌も生きています。大腸の中で必死に何かにつかまって生きています。**腸内細菌は、不溶性食物繊維という「家」がないと、腸の中にやってきた「エサ」をうまく食べることができません。**

そのため、不溶性食物繊維は、腸内細菌が増えるのを手助けしているといえます。

快便に欠かせないレジスタントスターチ

便秘は、ストレスや不規則な生活、運動不足や月経前症候群《げっけいまえしょうこうぐん》（PMS）など、さまざまな要因によって引き起こされますが、直接の原因は腸のぜん動運動がスムーズに行われていないことにあります。

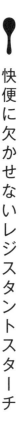

ストレスで便秘になるのは、ストレスによって自律神経《じりつしんけい》のバランスが崩れ、その影響で腸のぜん動運動が衰えているからです。

ストレスそのものを解消するのは難しいこともありますが、**不溶性食物繊維をたっぷり摂取すれば、おのずと腸のぜん動運動が促進され、すると今度は自律神経のバランスが整い、心のストレスも改善する**という、正のスパイラルが生まれます。

これが、**腸は心とからだを繋いでいる臓器**だといわれる所以《ゆえん》です。

慢性的な便秘は骨盤内の血行不良をもたらし、全身の血流を悪化させてしまいます。

その結果、肩こりや腰痛、冷え性、肌荒れ、慢性疲労などの不調を引き寄せてしまいます。

不調どころか、便秘は深刻な病気を誘発する危険性も。脂質異常症や糖尿病、大腸がんのリスクを高めることも指摘されています。

これらを回避するためにも、不溶性食物繊維は欠かすことができません。

不溶性食物繊維は穀類や豆類、根菜などに豊富に含まれていますが、わざわざそれらを覚えなくても、レジスタントスターチを摂取すれば十分です。

戦前の日本人の便は、1日約400グラムだったそうです。小ぶりのバナナ3、4本分ぐらいの量。

一方、現在の日本人の成人の平均は200グラム。足りない分は、レジスタントスターチの摂取で補っていきましょう。

carbohydrates

レジスタントスターチは腸内細菌の栄養になる

腸内細菌の「家」と「エサ」を兼ね備えている

「家」を得た腸内細菌は、私たちと同じように「エサ」がなければ生きていけません。

腸内細菌のエサになるのは、水溶性食物繊維と呼ばれるもの。リンゴや柑橘類に多いペクチンや、コンニャクのグルコマンナン、海藻に多いアルギン酸などを腸内細菌は食べます。

定期的にエサを与えてやらないと、善玉菌の数が減少していき、悪玉菌優勢の腸内フローラになってしまいます。

しかし、水溶性食物繊維は意識して食べないと、なかなか摂取しにくいのが事実。

そこで活躍するのが、レジスタントスターチです。

レジスタントスターチは、不溶性食物繊維の働きをしながら、なおかつ水溶性食物繊維の役割を果たしてくれます。

つまり、善玉菌にとっての「家」兼「エサ」になるのです。

お伝えしたように、レジスタントスターチは「ブドウ糖」が集まってできています。いわばブドウ糖の塊。

実は善玉菌のみなさんは、このブドウ糖が大好物。人間と同じように甘いものが好きだなんて、なんだか身近な存在に思えてきますね。

善玉菌はブドウ糖を食べると、どんどん元気になって、数を増やしていきます。

これこそプレバイオティクスです。

善玉菌が生み出す「短鎖脂肪酸」は、こんなにすごい

そして面白いことに、善玉菌も食べたからには排泄します。

少し難しい名前ですが、酪酸《らくさん》、プロピオン酸、酢酸《さくさん》などの短鎖脂肪酸を生み出します。この短鎖脂肪酸がすごいんです！

短鎖脂肪酸には、脂肪の蓄積を防いでくれるという、うれしいダイエット効果があります。

炭水化物を食べないという、つらいダイエットとはまったく逆。

炭水化物であるレジスタントスターチを食べるだけなんて、まさに目からウロ

コではありませんか?

昔の日本人がたっぷりご飯を食べているのに、スリムな体型をしていたのは、短鎖脂肪酸のおかげだったのです。

また、**短鎖脂肪酸は大腸がんの予防にも有効である**とする研究が進められています。この点については第2章で詳しく解説することにしましょう。

さらに、短鎖脂肪酸には、**腸の粘膜を丈夫にして、ウイルスや細菌などの毒物が体内に侵入しないようにする効果もあります。**

腸管免疫を支える頼もしい味方なのです。

まさに、私たちの「健康請負人《うけおいにん》」というべき存在が短鎖脂肪酸。

血糖値の急激な上昇を抑え、生活習慣病の予防になるとも期待されています。

このように、レジスタントスターチは、不溶性食物繊維と水溶性食物繊維の役割を兼ね備えた稀有な存在。

「ハイパー食物繊維」だといえます。

でも、そのすごさは、これだけではありません！

carbohydrates

レジスタントスターチは直腸も元気にする

善玉菌を奥まで届けられる！

レジスタントスターチは確かにすごいけれど、不溶性食物繊維と水溶性食物繊維をしっかり食べれば、必ずしも必要ではない、と考える方がいるかもしれません。

いいえ、実はレジスタントスターチには、そのほかの食物繊維にはない特徴もあるんです。

それは、**レジスタントスターチは、大腸の一番肛門側にある「直腸」までしっかり元気にしてくれる**点です。

直腸にはビフィズス菌など大切な善玉菌がたくさんいるため、ここまで到達して「エサ」を届けてやることが非常に重要なのです。

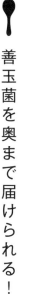

不溶性食物繊維は、直腸を通過するものの、腸内細菌にエサを与えられず、便として流れ出てしまいます。

水溶性食物繊維は、直腸にたどり着く前に、腸内細菌に食べられてしまうので早々になくなってしまいます。

しかし、レジスタントスターチは違います。

大腸の入り口付近から、少しずつ善玉菌にブドウ糖を食べられ、短鎖脂肪酸へと変わっていきます。その後も形を変えていきながら、有害物質を回収しつつ、善玉菌や短鎖脂肪酸を直腸まで運んでくれるのです。

直腸までキレイにしなければ「腸活」は完成しない

直腸は、大腸がんの発症がもっとも多い部位です。近年増加している潰瘍性大腸《かいようせいだいちょう》炎《えん》も、直腸から炎症が広がっていくことが多くあります。

レジスタントスターチ以外の食物繊維をいくら豊富にとっていたとしても、直腸の環境を良好にしなければ、そこからさまざまな疾病《しっぺい》が発症してしまう可能性があります。

前述したように、短鎖脂肪酸には粘膜を強化して免疫力をアップさせる効果があります。直腸には老廃物や毒素がたまりやすいため、その環境を良好にすることは、全身の健康を考える上でも重要になってくるでしょう。

レジスタントスターチで老廃物を一掃しよう

レジスタントスターチがほかの食物繊維より優れているのは、便の質を見てもわかります。

ラットに、①食物繊維を含まないエサ、②不溶性食物繊維を含むエサ、③レジスタントスターチを含むエサを与えて、糞の状態をチェックしたことがあります。すると、①のときは「黒くて硬くて量が少ない糞」、②のときは「量は増えたがやや硬めの糞」、③のときは「量が一番多くて柔らかい糞」が確認できました。

便が柔らかくて多いと、食事から排便までの時間が短くなります。便の中には、腸で回収した有害物質がたくさんたまっています。そのため、早く排出すればするほど、大腸がんのリスクを軽減することができます。

また、有害物質が残っていると、腸から全身に有害物質が巡ってしまう可能性があります。便は「多く」「柔らかく」「早く」出すのがベストです。

レジスタントスターチは、有害物質の掃除屋としても、ほかの食物繊維より優れているといえるでしょう。

レジスタントスターチは腸の中で大活躍!

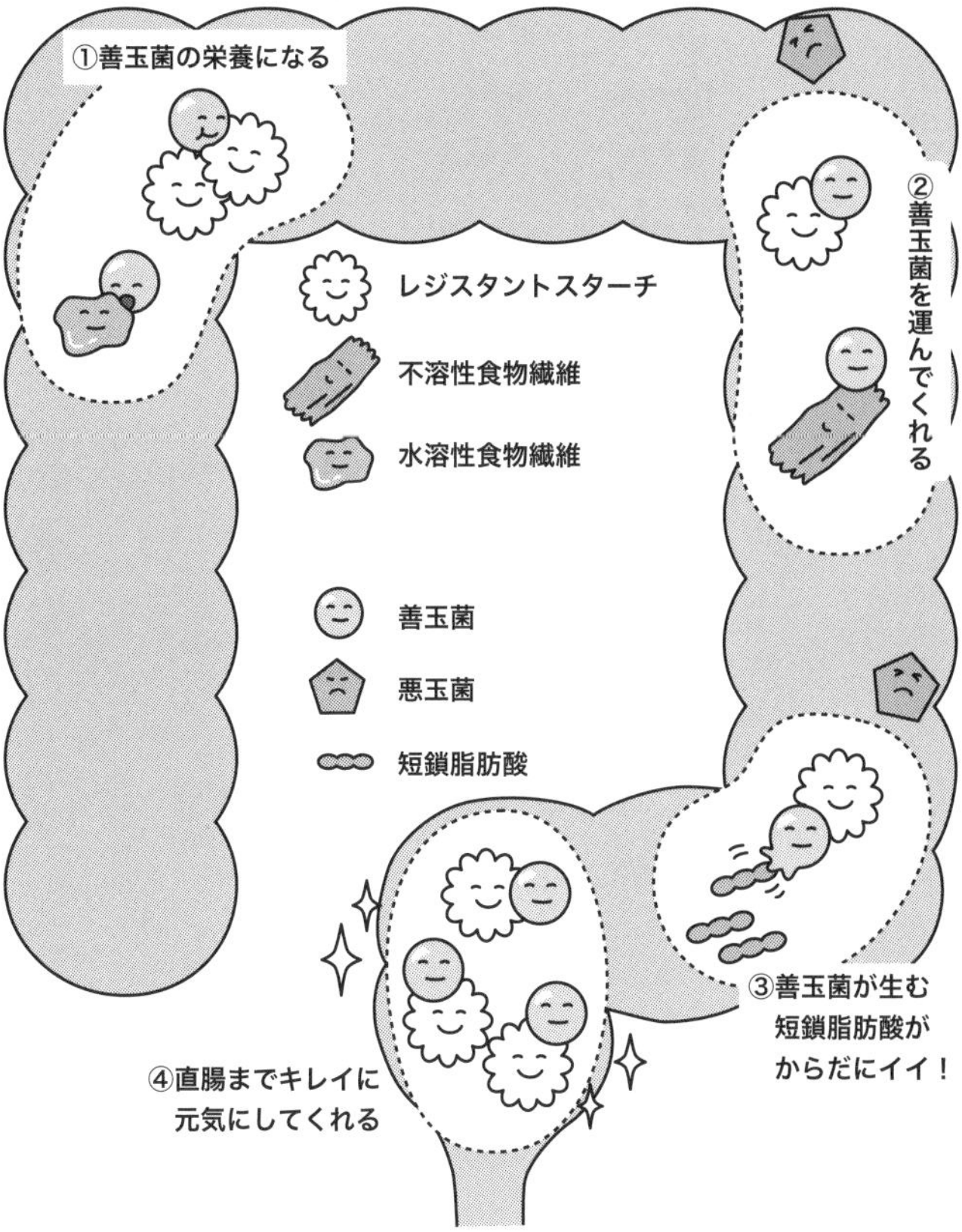

①善玉菌の栄養になる
②善玉菌を運んでくれる
レジスタントスターチ
不溶性食物繊維
水溶性食物繊維
善玉菌
悪玉菌
短鎖脂肪酸
③善玉菌が生む
短鎖脂肪酸が
からだにイイ!
④直腸までキレイに
元気にしてくれる

carbohydrates

レジスタントスターチがたっぷり入っている食材は？

レジスタントスターチが多い食材

ここまで「炭水化物（でんぷん）を冷ますとレジスタントスターチに変身する」とお伝えしてきましたが、もともとでんぷんが少ないと、劇的にレジスタントスターチが増えるわけではありません。

例えば、大豆に含まれているでんぷんはほんのわずかなので、冷ましてもレジスタントスターチはほとんど増えないのです。

レジスタントスターチを多く含んでいる食材としてまず挙げられるのは、**小豆《あずき》やヒヨコ豆、インゲン豆といった豆類**です。

調理して冷ましたあとの小豆やインゲン豆、ヒヨコ豆は、グラム当たりのレジスタントスターチの含有量が多いことが知られています。

日本人の食物繊維の摂取目安量は18〜21グラム。

現在の平均摂取量は、約14グラム。

毎日の食卓に、インゲン豆やヒヨコ豆を取り入れれば、目標をクリアすることができるでしょう。

主食を冷まして、毎日摂ろう！

しかし、現実問題として、毎日、小豆やインゲン豆、ヒヨコ豆を食べるのは大変です。


そこでオススメなのが「主食を冷ます」だけの方法。

お米やうどん、パスタなどの炭水化物も、レジスタントスターチを多く含んでいます。

ご飯の場合は、炊いたあと、常温で1時間冷ますだけ。

炊きたてご飯のレジスタントスターチ量を100とすると、常温で1時間冷ますだけで、157程度まで含有量がアップします。

玄米を食べている方は、温かいご飯でもたっぷりレジスタントスターチを摂取できます。冷ますとさらに摂取量を増やすことができるでしょう。

うどんやパスタなどの小麦食品にもレジスタントスターチは含まれています。**冷製メニューにすると、さらに増やすことができます。**パスタだとアルデンテに、そばやうどんやラーメンも硬めにゆでれば、一段とレジスタントスターチ量がアップします。

イモ類もオススメです。ジャガイモやサツマイモはレジスタントスターチたっぷり。

特に、冷製メニューのポテトサラダがオススメです。

このように、レジスタントスターチはいつも食べている食材を、「冷ます」だけで増やしていくことができます。

新しい食材をわざわざ買う必要はありません。

第3章で、具体的に生活の中にどのように取り入れていくか詳しく紹介しますので、そちらを参考にしてみてください。

レジスタントスターチの多い食品はコレ！

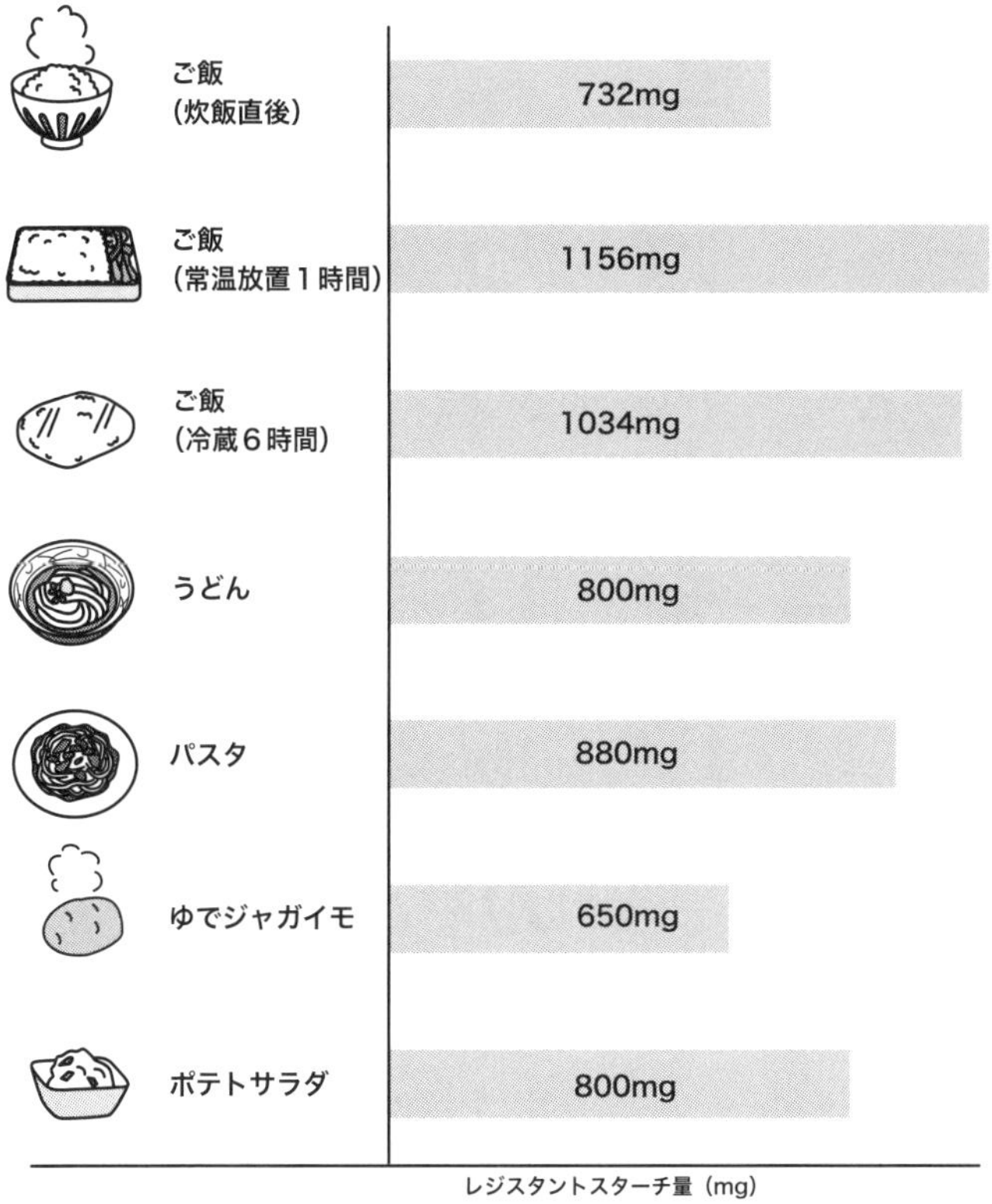

※ご飯200g（お茶碗1杯）、うどん200g（1袋）、パスタ80g（1食分）、
ゆでジャガイモ50g、ポテトサラダ小鉢分（ジャガイモ50g）の含有量。

宮城教育大学 亀井文先生、岐阜大学 早川享志先生、岡山県立大学 辻英明先生、
「Am J Diet Assoc」「CarbLover's Diet」などの複数のデータをもとに笠岡が算出

carbohydrates

レジスタントスターチならカロリーが半分になる!?

「セカンドミール効果」で食べすぎを防ぐ！

レジスタントスターチの良さはわかったけれど、ご飯やパスタなど、大好きな炭水化物を食べすぎてしまわないか心配になるかもしれません。

レジスタントスターチは、その心配さえも解消してくれます。

レジスタントスターチを多く含む炭水化物は、消化吸収が緩やかなため、食後の急激な血糖値の上昇を抑えることができる低GI《ジーアイ》食です。

また、大腸内で作り出された短鎖脂肪酸が時間差でエネルギーになってくれるので、満腹感が持続。そのため、間食を減らすことができます。

それだけでなく、レジスタントスターチを食べると、その次の食事でも血糖値の上昇を抑えられることがわかってきました。

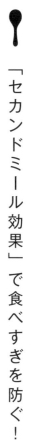

「セカンドミール効果」という言葉をご存じでしょうか。

これは、1982年にトロント大学のジェンキンス博士が発表した、最初にとった食事（ファーストミール）が、次にとった食事（セカンドミール）の血糖値にまで影響を及ぼすことを示した概念です。

例えば、昼食でレジスタントスターチを食べたとします。すると、夕食で通常の食事を食べたとしても、いつもよりも血糖値の上昇を抑えられることがわかってきたのです。これは、**昼食のレジスタントスターチが大腸へ刺激を与えて、糖の代謝を促す物質（GLP-1）が増えた結果です。**

レジスタントスターチを食べただけで、間食を控えられて、しかも次の食事の血糖値の上昇まで抑えられるなんてすごすぎです。

カロリーは普通のでんぷんの2分の1

さらに驚くべきは、レジスタントスターチのカロリーは、普通のでんぷんの半分だということです。

普通のでんぷんは1グラム4キロカロリーなのに対して、レジスタントスターチは2キロカロリー。

ただ、ここで注意が必要なのは、炭水化物を冷ましてレジスタントスターチになるのは、でんぷんの中の一部だということ。冷ましたでんぷんのすべてが2分の1のカロリーになるわけではありません。

そのため、カロリーが半分になるからといって、2倍の量の炭水化物を食べていたら、カロリー摂取量は逆に上がってしまいます。

ですから、**「いつもの量を冷まして食べる」**ことを心がけましょう。そうすれば、レジスタントスターチのカロリーオフ効果で、総カロリー量を減らすことができるでしょう。

carbohydrates

ダルビッシュ選手が「冷凍焼きおにぎり」を食べる理由

一流アスリートにも愛されるレジスタントスターチ

2019年11月19日、メジャーリーガーのダルビッシュ有選手が、ユーチューブに「炭水化物はこれ以外食べない?ていうか食べられない男の炭水化物紹介。」という動画をアップしました。

そこでダルビッシュ選手は、「冷凍の焼きおにぎり」しか炭水化物を食べていないと話しています。

その理由は、精白米やうどんなどを食べると、腕から首にかけて違和感が出るからだそうです。ダルビッシュ選手自身はそれを、「血糖値が急激に上がるためではないか」と話しています。

温かいご飯やうどんは、確かに血糖値を急激に上げる高GI食品。そこでダルビッシュ選手はたまたまスーパーで見つけた冷凍の焼きおにぎりを食べてみたところ、**不調は一切なくなり、多い日は10個もそのおにぎりを食べている**そうです。

ダルビッシュ選手自身も話していますが、冷凍おにぎりは、まさにレジスタントスターチの塊です。

冷ましたご飯を電子レンジで再加熱すると、冷たいままよりレジスタントスターチ量は減りますが、それでも炊きたてご飯より多くのレジスタントスターチが含まれています。

ユーチューブを見るかぎり、ダルビッシュ選手は冷ますことで低ＧＩ食品に変わったレジスタントスターチを摂取した結果、血糖値の乱高下《らんこうげ》を防ぎ、腸内環境を良好にして、それまでの不調から脱したものと思われます。

きっとメジャーリーグで活躍するほどのアスリートになると、私たちよりはるかに自分のからだの状態に敏感なのだと思います。だからこそ、レジスタントスターチの効果を如実に感じられるのではないでしょうか。

「炭水化物を冷まして食べる」ことが、いかに健康づくりに役立つのかを、ダルビッシュ選手の話は教えてくれます。

現代人にこそレジスタントスターチが必要

よく考えてみると、いつでもどこでも「温かいもの」を食べられる現代人に比べて、昔の人たちは日常的に「冷めたもの」を食べていました。今のように保温の技術が備わっていなかったからです。朝にご飯を炊いたら、お昼には冷たいおにぎりやお弁当を食べ、夜には冷たいご飯を温かいおみそ汁で食べるのが普通だったのです。

それに比べて現在は、毎食ご飯を炊いても手間がかからず、炊飯ジャーがいつでも温かいご飯を提供してくれます。お弁当を買っても、レストランに行っても、ホカホカのご飯をいつでも食べられます。

このような**「冷めたものを遠ざける」食生活の変化が、結果として私たちからレジスタントスターチを遠ざけてしまいました。**

前述したように、日本人は今、炭水化物の摂取量が減り、脂質の摂取量が増加しています。三大栄養素である糖質（炭水化物）、タンパク質、脂質の摂取バランスが崩れてしまっています。

それが原因でさまざまな不調や病気が増えていることに早く気づくべきです。

せっかくからだに大切な栄養素を摂っても、腸内環境が乱れていたらすべてが無駄になってしまいます。

炭水化物不足でエネルギーが足りていなかったら、せっかく摂取したタンパク質が無駄になってしまいます。

炭水化物をたっぷり食べましょう。

レジスタントスターチをたっぷり摂りましょう。

最高の腸内環境を築けば、どんな不調や病気も、あなたから遠ざかっていくでしょう。

carbohydrates

第2章

ハイパー食物繊維「レジスタントスターチ」のすごい健康効果!

carbohydrates

レジスタントスターチは 便秘も下痢も治す

食べ物ではなく便で健康状態をチェック

自分が健康にいい食生活をしているかチェックするために、いちいち記録したり覚えたりするのは大変です。

手っ取り早い方法があります。それは、毎日の「便」の状態をチェックすることです。からだからの「お便り」だと思って、しっかり観察してみましょう。

黄褐色《おうかっしょく》でバナナ状の便が、息まなくてもスルッと出るのが理想的。たくさんの量が出れば、腸のぜん動運動が活発になっている証拠です。

便は、80パーセントは水分、残りは食物繊維、腸内細菌、大腸の粘膜がはがれたもので構成されています。

量を増やすには、レジスタントスターチをたっぷり摂取することが大切。大腸内の有害物質とともに便が作られていきます。

穀類やイモ類を主食としているアフリカの人たちは、１日に４００～８００グラムも排便するそうです。日本人の平均は２００グラムですから、すごい量ですね。

アフリカでは、動脈硬化や心臓病、大腸がん、糖尿病などの病気がほとんど見られないといいます。その理由は、レジスタントスターチや食物繊維の摂取量が多く、腸内環境が先進国の人たちより整っているからだと考えられています。

私たちもレジスタントスターチを食べて、健康的な便を排出しましょう。

１０３ページに健康的な便かチェックするリストを作ってみました。毎日のウンチチェックの参考にしてみてください。

便秘になりやすい人は、そもそも便になる食物繊維が不足していたり、善玉菌の活動が弱い可能性があります。不溶性食物繊維と水溶性食物繊維両方の働きを持つレジスタントスターチの摂取によって、改善が期待できるでしょう。

便秘同様、下痢も腸内環境が乱れて起きる不調です。大腸は、食べ物の水分を吸収して便を作っていきます。

腸のぜん動運動がうまく働かず、水分を吸収する能力が下がると、便が固まらずに下痢になってしまいます。

レジスタントスターチは腸内細菌の「エサ」になり、エサを食べた腸内細菌は酪酸などの短鎖脂肪酸を生み出すとお伝えしました。実はこの短鎖脂肪酸は、腸の水分を吸収する働きにも関わっています。短鎖脂肪酸の量を増やすと、水分の吸収が正常化し、下痢を緩和《かんわ》させることができます。

大きなウンチは有害物質の濃度を下げる

レジスタントスターチは大きなウンチ作りに貢献し、腸にたまった老廃物や有害物質をすばやく体外に排出してくれます。

また、レジスタントスターチには腸の中の便の有害度を下げるパワーまであります。

同じ量の有害物質が便の中にあった場合、仮に便の量が2倍になっていれば、それだけ便全体の有害物質の濃度は2分の1になります。

体内の有害物質は、濃度が高いほど、からだに与える悪影響が大きくなってしまいます。レジスタントスターチは、腸の中にとどまっている便の有害度まで下げてくれているのです。

毎日の便で健康状態をチェックしよう！

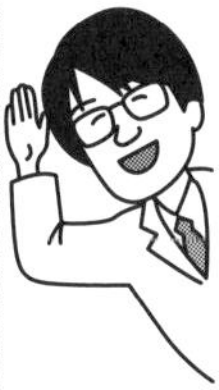

腸内環境がやばい！

タイプ1　コロコロ便

硬くて黒くウサギの糞のような便。便が腸内に長くとどまり、有害物質が増えてしまっています。

タイプ2　ガチガチ細長便

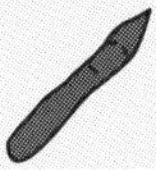

細長い便が出る人は便のかさが足りていません。レジスタントスターチで便のかさ増しをしましょう。

まずまず！

タイプ3　ひび割れソーセージ便

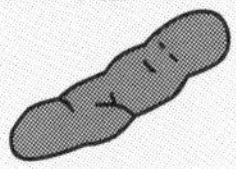

ソーセージ状でも便にひび割れがある人は便がまだ硬めです。腸内環境を整えて、なめらかな便を目指しましょう。

絶好調！

タイプ4　なめらかバナナ便

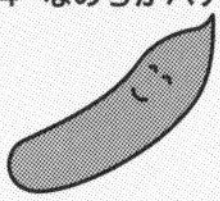

表面がなめらかで、太さもあり、スルッと出てくる柔らかい便が理想的です。この調子で腸活に励んでください！

まずまず！

タイプ5　やわやわ便

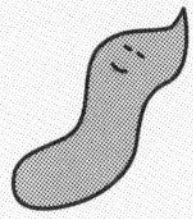

便のかさはあるものの、形が崩れている人は、腸での水分吸収がよくない可能性も。暴飲暴食には気をつけましょう。

腸内環境がやばい！

タイプ6　ガチビシャ便

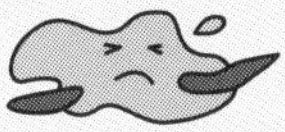

ガチガチ便とシャビシャビ便が同時に出る人は、腸内環境がかなり乱れています。今すぐ腸活を始めるようにしましょう。

タイプ7　シャビシャビ便

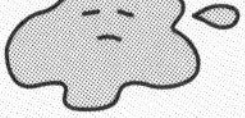

腸で水分がほとんど吸収されていません。慢性的に起こる場合は腸の病気の可能性があるので注意してください。

carbohydrates

レジスタントスターチは発がん性物質の発生を抑える！

炭水化物を食べなくなって大腸がんが急増している

2018年の統計では、女性でもっとも死亡数が多いがんは、大腸がんです。男性では肺がん、胃がんについで3番目に死亡数が多くなっています。50年前と比べると、女性は7倍、男性は9倍も増加しています。

罹患者数は、1年間で約16万人もの数になります。

大腸がんの発症には、生活習慣、特に食生活との関連性が強く指摘されていいます。日本人の食生活が炭水化物を減らす方向にシフトしてから、急激に患者数が増えたがんの一つです。

繰り返しますが、厚生労働省の「国民健康・栄養調査」によると、炭水化物の摂取量は1955年には1日411グラムありました。

しかし、2018年には251グラムまで低下しています。1日当たりのエネルギー摂取量も減少、米の摂取量も低下しています。

炭水化物の摂取量が減少するのに反比例するように、大腸がんにかかる人が急増しています。

疫学的な研究で、炭水化物（でんぷん）の摂取量が減ると、大腸がんの発症頻度が上がるという報告もあります。

大腸がんの発症には腸内細菌が関わっている

2019年、大阪大学などの共同研究チームは、大腸がんの発症に関する腸内細菌を特定し、アメリカの医学誌「ネイチャーメディシン」に研究論文を発表しました。

国立がん研究センター中央病院で大腸検査を受けた616人を対象に、便の分析、内視鏡検査データの解析、食生活に関するアンケート調査を行ったところ、がんの発症から進行がんに至る過程で、腸内細菌が大きく関係していることが判明。

大腸がんの発症初期には、アトポビウム、アクチノマイセスなどの悪玉菌が増えており、一方、ビフィズス菌などの善玉菌の数が減っていることがわかったのです。

このことから、**腸内フローラを善玉菌優勢にすることで、大腸がんの予防につながることが期待されています。**

なぜ、ただの食物繊維よりレジスタントスターチがいいのか

また別の研究では、腸内環境が悪いと、フェノールやパラクレゾールなどの発がん性物質が作られることが判明しました。

しかし、**レジスタントスターチには、この発がん性物質の生成を抑える働きがあること**が同時にわかっています。

ラットに、食物繊維を含まないエサ、不溶性食物繊維（セルロース）入りのエサ、レジスタントスターチ入りのエサを与え、盲腸の中に発がん性物質がたまるかを調べました。

すると、レジスタントスターチ入りのエサを食べたラットは、盲腸内に含まれる発がん性物質の濃度が圧倒的に下がったのです。

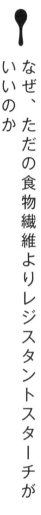

このように、レジスタントスターチは、腸内環境を整えて大腸がんを予防するだけでなく、発がん性物質を取り除く効果も期待できます。

普通の不溶性食物繊維では、直腸まで善玉菌を届けることができません。レジスタントスターチは、肛門手間の直腸まで善玉菌を届けることができるので、大腸がんの中でも特に患者数が多い直腸がんを予防するためにも有効だといえるのです。

善玉菌が生む「短鎖脂肪酸」でがんの増殖をブロック

レジスタントスターチは、善玉菌の「エサ」になり、エサを食べた善玉菌は、酢酸、プロピオン酸、酪酸などの「短鎖脂肪酸」を作り出します。

この中の「酪酸」が、大腸がん予防にすごくいいんです。

通常の細胞はブドウ糖をエネルギー源としていますが、大腸の粘膜にある細胞は、酪酸を主要なエネルギー源として取り込み、正常に働き続けています。

そのため酪酸の量が不足していると、エネルギー不足に陥り、細胞ががん化してしまう可能性があるのです。

つまり、レジスタントスターチによって酪酸を増やしていけば、大腸がんの予防につながります。

また酪酸は、がん抑制遺伝子である、Ｐ53遺伝子を活性化する能力も持っています。

Ｐ53遺伝子が活性化すると、がん化した細胞が増殖するのを防いだり、死滅させたりと、がんの発症リスクを下げることができるのです。

レジスタントスターチは、発がん性物質の発生を抑えるのみならず、遺伝子レベルでもがんの増殖を防ぐための効果を発揮するのです。

大腸がんが国民病となりつつある現在、その救世主はレジスタントスターチといえるかもしれません。

carbohydrates

潰瘍性大腸炎、クローン病など腸の病気にも力を発揮する

潰瘍性大腸炎、クローン病への治療に

便秘や下痢といった腸のトラブルを、「体調が悪いだけ」と簡単に見過ごさないでください。

下痢や血便が特徴の病気には、潰瘍性大腸炎があります。

大腸に慢性的な炎症が生じて、腸の表面が腫れ上がります。難病に指定されている病気ですが、日本では約17万人の患者がいて、老若男女関係なく発症します。近年、急速に患者数が増えている病気の一つです。

また、腹痛や下痢が特徴のクローン病も増加傾向にあります。消化管（口から肛門まで）のどこかが炎症で変形したり、穴があいてしまう病気です。消化管の中でも小腸や大腸での発症頻度が高くて、日本には約4万人の患者がいるとされています。

潰瘍性大腸炎もクローン病も、腸管免疫の働きが暴走することで消化管に炎症が起きていると考えられています。炎症性腸疾患（ＩＢＤ）と総称されています。

しかし、これらの病気も、レジスタントスターチを摂取することで症状が抑えられる可能性があることが、ブタを使った実験で示唆されています。ブタは人間と腸の長さがほぼ同じため、研究に使われることが多い動物です。

その実験では、ブタに普通のトウモロコシのでんぷんと、生のジャガイモ（レジスタントスターチをたっぷり含んでいる）をそれぞれ14週間投与したところ、レジスタントスターチを与えたブタのほうが、明らかに炎症性腸疾患の症状が緩和したのです。

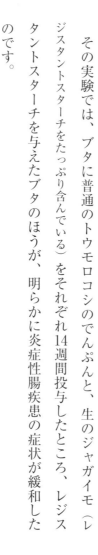

「短鎖脂肪酸」は免疫の暴走を抑制する！

また、炎症性腸疾患には、短鎖脂肪酸の一つである「酪酸」が治療に有効だと示唆する実験があります。慶應義塾大学の長谷耕二《はせこうじ》教授らの実験では、酪酸をレジスタントスターチに化学的に加えたでんぷんを、大腸炎を起こしているマウスに与えたところ、与えていないマウスに比べて免疫の暴走を抑える細胞（制御性T細胞）が2倍ほどに増え、その結果、大腸炎の症状が緩和しました。

このことから、**レジスタントスターチの摂取で酪酸を増やしていけば、炎症性腸疾患（IBD）の改善効果が期待できます。**

特に潰瘍性大腸炎は、直腸部分から炎症が起こることがわかっています。レジスタントスターチならば、直腸まで善玉菌を届けることができるため、この点からも改善効果が期待できます。

今、日本人は大腸がんをはじめとして、腸の病気に苦しむ人が急増しています。レジスタントスターチを摂取して、早めの予防を心がけましょう。

carbohydrates

腸管バリアを強化して免疫力アップ、ウイルスや細菌に負けないからだをつくる

免疫力をアップさせる最適な方法

新型コロナウイルスの脅威によって、免疫力の重要性があらためて話題になっています。納豆やキムチ、みそなどの発酵食品が免疫力を高めるとテレビで放映されると、翌日のスーパーではすぐに売り切れてしまうそうです。

釘を刺すようで恐縮ですが、いくらプロバイオティクス（発酵食品）で善玉菌をお腹の中に入れても、プレバイオティクス（食物繊維）でエサを与えなければ、善玉菌は増えていきません。

食物繊維の働きをしつつ、発酵食品と一緒に食べやすいレジスタントスターチは、もっともお手軽な免疫力アップ法といえるでしょう。

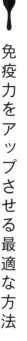

腸の粘膜はバリアの役割を果たしている

ところで、腸は免疫にとって重要な臓器とは知っているけれど、なぜ重要なのかは意外と知られていません。

そもそも免疫とは、からだの外から侵入したウイルスや細菌を退治する機能です。

腸の上皮《じょうひ》にある免疫細胞が抗体を作り、ウイルスや細菌と戦っています。その免疫細胞の数は、からだ中にある免疫細胞の約6割にも達するのです。

さらに、腸は考えています。無駄な戦いをできるだけ避けるため、**腸の上皮には粘膜がびっしりと敷き詰められ、バリアの役割を果たしています。**

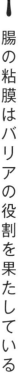

ここで、素朴な疑問が生まれます。ウイルスや細菌って、腸以外からも侵入するのではないか、と。いくら腸の免疫力を高めたところで、空気からウイルスが侵入してきたら無駄ではないか、と。

腸の免疫力＝全身の免疫力である

実は、最新の医学研究によって、腸の免疫力は、そのまま全身の免疫力につながっていることがわかってきました。

キーパーソンは、腸内細菌です。

アトピー性皮膚炎、喘息は、腸内細菌の善玉菌、悪玉菌、日和見菌のバランスの乱れと関係することがわかっています。

腸内細菌は、ほどよく腸の免疫細胞を刺激することで、免疫細胞が実践の戦いにそなえるサポートをしているのです。

そもそも腸にとって、腸内細菌は排除すべき異物です。にもかかわらず、あなたの腸にパラサイト（共生）しています。そこには意味があるのです。

腸内細菌がまったくいない実験用の動物がいます。その動物は、免疫細胞が少なく、抵抗力が弱いだけではありません。心臓が小さく血液を送る機能が弱いことや、基礎代謝が低いこともわかっています。

これらの点からも、腸が単なる一臓器ではないことをご理解いただけるでしょう。

私たちが、腸管バリアを強化するためにできることは、免疫細胞のサポート役である腸内細菌を元気にしてあげることです。

腸内細菌が元気になれば、免疫細胞も元気になり、ウイルスや細菌に負けない鉄壁の免疫チームを築くことができるでしょう。

からだの中の免疫チームメイトたちに、たっぷり栄養を与えてあげるつもりで、レジスタントスターチを食べてみてはどうでしょうか。

carbohydrates

血糖値の上昇を抑えて 糖尿病とさようなら！

低GI食品だから血糖値が上がりにくい

先に少し触れましたが、レジスタントスターチは低GI食品です。

GI値とは、炭水化物が消化されるときの血糖値の上がりやすさを示した値のことです。GI値が低いほど、ゆっくり消化吸収されていくため、血糖値の上昇を抑えることができます。

一般的に、GI値が70以上の食べ物を高GI食品、70〜55が中GI食品、55以下が低GI食品と呼ばれています。

レジスタントスターチの多い小豆は50、全粒粉のパンも50、玄米は56と、RS1に分類されているレジスタントスターチは軒並み低GI食品です。

本書の主役である、冷まして増えるRS3タイプのレジスタントスターチも、その効果効能から、低ＧＩ食品になっていることが推測できます。

低ＧＩ食品の素晴らしいところは、まず腹持ちがいいところです。

炊きたてご飯などの高ＧＩ食品を食べると、一気に血糖値が上がり、その後、急激に下がります。すると、すぐにお腹がすいてしまうのです。

一方、**冷ましたご飯などの低ＧＩ食品ならば、血糖値は緩やかに上がり、緩やかに下がっていきます。**

面白いことに、レジスタントスターチを含んだ炭水化物は、レジスタントスターチ以外のでんぷんの吸収も穏やかになっていきます。そのため、腹持ちがよく、食べすぎや間食を防ぐことができるのです。

また前述したように、レジスタントスターチには「セカンドミール効果」もあるので、一度食べれば、その次の食事の血糖値の上昇も抑えることができます。

理想を言うと、毎食の主食をレジスタントスターチに変えるのが、腸内環境を改善する上ではベストですが、**1日1回、昼食だけでもレジスタントスターチに変えることによって、血糖値の乱高下を防ぎ、健康的な食事のサイクルを続けることができる**でしょう。

炭水化物を食べて糖尿病を防ぐ

血糖値が高めの人は、糖尿病にならないように注意しなければなりません。

糖尿病は40代以上で発症する人が多く、近年は食生活の変化で若い人も発症することが増えています。

糖尿病は、血糖を下げる働きを持つインスリンの働きが悪くなり、常に血糖値が高くなってしまう病気です。無理してインスリンの分泌をしようと膵臓《すいぞう》に負担がかかって発症してしまいます。

レジスタントスターチは血糖値の上昇を抑えて、膵臓の負担を軽減するため、糖尿病の予防にも役立ちます。

それを実証する次のような実験があります。

ラットに12週間にわたって、普通のでんぷんが多いエサとレジスタントスターチが多いエサを与えた実験があります。

すると、普通のでんぷんが多いエサを食べたラットは、インスリンの分泌量がどんどん高くなっていき、12週目には異常に上昇。

これは、インスリンの効き目が悪くなり、膵臓に負担をかけ、大量のインスリンを出さないと血糖値をコントロールできなくなった状況。つまり、糖尿病が発症したということです。

一方、レジスタントスターチが多いエサを食べたラットは、最後までインスリンの分泌量は少ないままでした。

実験期間の12週間は、ラットの一生の8分の1に当たります。単純比較はできませんが、人間で言うところの10年です。

同じ炭水化物でも、レジスタントスターチならば長期にわたって食べ続けても、インスリンが正常に分泌され続けることが、この実験でよくわかります。

糖尿病予防には、炭水化物を控えるのではなく、炭水化物をレジスタントスターチに変えることをオススメします。

carbohydrates

腸内環境を改善すれば ダイエットの味方 「やせ菌」が増える

最強のダイエット食で「やせ菌」を味方につける

レジスタントスターチが最強のダイエット食である理由。

それはここでも「短鎖脂肪酸」です。短鎖脂肪酸と、それを作り出す「やせ菌」について掘り下げていきましょう。

腸内フローラは善玉菌、日和見菌、悪玉菌の3つで構成されています。ここまで、「善玉菌が短鎖脂肪酸を作る」と記してきましたが、日和見菌も同じようにレジスタントスターチのブドウ糖を食べ、短鎖脂肪酸を生み出しているのです。

短鎖脂肪酸を生み出す代表的な日和見菌は、バクテロイデスと呼ばれる腸内細菌。

この腸内細菌は、古今東西のさまざまな研究で「やせ型」の人に多く検出されています。このことから、「やせ菌」と呼ぶ人もいます。

レジスタントスターチを摂ると、善玉菌と日和見菌が共生して増え、腸内フローラはどんどん「やせ型」に変わっていきます。

短鎖脂肪酸には悪玉菌の働きを抑制する働きもあるため、腸内フローラは「善玉チーム」が優勢になっていき、すると、生み出される短鎖脂肪酸も増えるので、ますます、やせやすいからだになれるのです。

脂肪を燃やす効果＆「やせホルモン」まで分泌

このような直接的なダイエット効果以外にも、レジスタントスターチはそもそもカロリーが普通のでんぷんの2分の1。

低GI食品なので血糖値の上昇を抑えられるため、インスリンの過剰な分泌をしなくてもすみます。

インスリンは糖を脂肪に変えてしまうため、この点からもダイエットに有効です。

ほかにも、腹持ちの良さから間食や食べすぎを抑えられ、便通もよくなるためポッコリお腹の解消にも役立ちます。代謝がよくなるとする研究もあります。

それだけではありません。**短鎖脂肪酸が腸から吸収されると、脂肪組織がそれを感知して、脂肪を燃やす効果がある**ともいわれています。

さらに、短鎖脂肪酸の量が増えると、**小腸から食欲を抑えるホルモンまで分泌されるの**です。

夜に食べても太りにくい

夕食に炭水化物を食べると、太りやすいといわれています。活動的な日中と違って、食べたエネルギーが消費しきれず、脂肪がつきやすくなるからです。

この点でもレジスタントスターチにはメリットがあります。**レジスタントスターチは、エネルギーが普通のでんぷんの半分。**

しかも、大腸に届いてからゆっくり分解されます。心臓や肺など、寝ている間にも働いている臓器に、少しずつ徐々にエネルギーを与え続けてくれます。

そのため、からだの中のタンパク質を壊さず、からだに負担をかけずに、アイドリング状態をキープしてくれるのです。

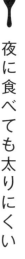

もちろん、「食べすぎ」は、普通のでんぷんも同時に摂ってしまうため、避けなければなりませんが、夕食からご飯を抜くような「愚行《ぐこう》」をする必要はまったくありません。レジスタントスターチならば大丈夫です。

これ以上のダイエット食品はどこにもありません。完璧です。

最強のダイエット法と言っても過言ではないでしょう。

何度も言いますが、「冷ますだけ」です。

炭水化物をたっぷり食べて、健康に、スリムなボディを手に入れましょう！

carbohydrates

ミネラルの吸収率を高めて、骨粗しょう症や老化を予防

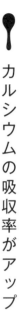

カルシウムの吸収率がアップ

骨の量が少なくなってスカスカになり骨折しやすくなる、骨粗しょう症にかかる人が増えています。日本には約1100万人の患者がいるといわれており、50代以上の女性が発症しやすい病気です。転倒などのちょっとしたはずみで、背骨や太ももの付け根の骨など、からだを支える大切な骨を骨折しやすく、高齢の人だと「寝たきり」になってしまうことも少なくありません。

加齢によって骨密度《こつみつど》が低下していくのは、女性ホルモンの分泌が減少することに加えて、腸でのカルシウムの吸収率が下がることが大きな原因です。

カルシウムを効率よく吸収するには、腸の中のpHを下げる（酸性に近づける）必要があるのですが、実は、レジスタントスターチには大腸のpHを下げる働きがあることがわかってきました。

カルシウムはまず、小腸で吸収され、残りは大腸までやってきます。大腸内が酸性だと、カルシウムは大腸内でも吸収できるようになります。つまり、同じ量のカルシウムを摂取しても、レジスタントスターチで大腸内を酸性寄りにしておけば、よりたくさんのカルシウムを吸収することができるのです。

乳製品や小魚などでカルシウムそのものを摂取することは大切ですが、せっかく食べても吸収されなければ無駄になってしまいます。レジスタントスターチで、カルシウムが吸収されやすい腸内環境を作ってあげるようにしましょう。

マグネシウムや亜鉛の吸収率もアップ

レジスタントスターチは、カルシウムだけでなく、マグネシウムや亜鉛《あえん》、鉄などの必須ミネラルの吸収も促進することがわかっています。

マグネシウムは、カルシウムの働きをサポートしたり、血管や体温、血圧やインスリンの分泌をコントロールしたりするなど、生活習慣病予防に欠かせないミネラルです。

亜鉛は、抗酸化作用やうつ状態の緩和、髪や肌の健康維持、アンチエイジング、免疫力の向上に深く関わっています。

鉄は、主に血液の赤血球を作るのに必要なミネラル。鉄が不足すると、めまいや肩こり、動悸《どうき》や頭痛などの症状が現れてしまいます。

これらはいずれも、体内で作り出せない「必須ミネラル」です。

不足すると、老化が加速してしまいます。

栄養バランスのいい食事を心がけることが大切ですが、ここでもレジスタントスターチが役立ちます。**必須ミネラルがしっかりと体内に吸収されるように、レジスタントスターチでサポートしていきましょう。**

carbohydrates

更年期症状を遠ざける！「若返り菌」で美しく元気に

女性ホルモンの代わりになるすごい成分

女性は閉経を迎えると、エストロゲンなどの女性ホルモンの分泌が急速に低下します。

すると、ほてりや発汗、冷え、イライラにめまい、頭痛や疲労、憂うつ感などの更年期症状に悩まされる人が多くなります。

また、肌や髪のハリや潤いが失われるなど、心身にさまざまな変調をきたすことがあります。

そんなお悩みをお持ちの方に、ぜひ知っていただきたいことがあります。

腸内細菌の中には、大豆のダイゼイン（イソフラボンの代表的なもの）から、エクオールという物質を生み出す細菌があります。

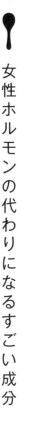

このエクオールは、女性ホルモンのエストロゲンとよく似た働きをしてくれて、若返り効果があるため、私はエクオールを生み出す腸内細菌を「若返り菌」と呼んでいます。

そして、**「若返り菌」は、レジスタントスターチを「エサ」にして増やすことができます。**

エクオールは、メリハリのあるボディラインを作ったり、美肌や美髪効果をもたらすなど、女性の美しさや若々しさをキープするのに役立ちます。エストロゲンは閉経や加齢によって減少してしまいますが、エクオールの場合は何歳になっても機能してくれます。

更年期症状にお悩みの方も、レジスタントスターチで「若返り菌」とエクオールを増加させれば、症状の緩和が期待できるでしょう。

また、前述した骨粗しょう症についても、エクオールによって進行が抑制されると考えられています。

このようにエクオールは、女性の美と健康を維持する上で、頼もしい味方なのです。

「若返り菌」を持つ人は、日本人の2人に1人

しかし、ここに非常に残念なお知らせがあります。エクオールを作り出す「若返り菌」を持っている人は、日本人の半分だとされています。

腸内細菌は、長い人類の歴史の中で、遠い先祖から祖父母、そして父母からあなたに受け継がれています。

もともと大豆をよく食べている日本人は、それをエサにする「若返り菌」を持っている人が多いのですが、それでも2人に1人だそうです。

日本人でも、若い人ほど「若返り菌」を持っている人が少ない、という報告があります。

これは若い人は大豆の摂取量が少なく、腸内細菌のバランスが中高齢者とは変わってきているからではないか、と考えられています。

ところが、炭水化物を多く食べる人や、脂質をあまり食べない人は、より多くのエクオールを作ることができる、という研究結果もあります。

これらの報告を前向きに捉えれば、後天的に「若返り菌」を作り出すことが可能なのかもしれません。

ご自身が「若返り菌」を持っているかどうかは、実際に大豆とレジスタントスターチを食べて、効果を実感できるか確かめてみるのが一番でしょう。

どうしても気になる方は、尿検査によって調べる方法もあります。「エクオール検査」とネットで検索していただくと、実施している医療機関が見つかります。

ただ、「若返り菌」を持たないからといって、落胆する必要はありません！「若返り菌」がなくても、腸を整えることは最高のアンチエイジング法です。

次ページから紹介しましょう。

carbohydrates

汚い腸が、肌荒れを引き起こしていた

大腸の有害物質は血液で肌まで運ばれる

「血は巡っている」と最初に唱えたのは、17世紀のイギリスの解剖学者で医師のウイリアム・ハーベイでした。当時は、心臓で作られた血液は栄養を運んだ時点で「なくなる」と考えられていましたが、血液は心臓へ再び「帰ってくる」ことをハーベイは主張したのです。

現在は、**血液がからだの中を循環していることや、栄養をからだのすみずみまで行き渡らせる「運び屋」であると同時に、老廃物を回収する「掃除屋」である**ことは広く知られるようになりました。

人体を巡る血管は、極小の毛細血管を合わせると、その長さは10万キロメートル。なんと、地球2周半もの長さになるといわれています。

私たちのからだは、地球2周半の長さの血管に血が巡ることによって、すべての細胞と細胞が影響を及ぼしあっているのです。

そのため、食べ物から栄養を吸収する大切な場所である腸が汚れていたら、血液まで汚れてしまい、全身の細胞に汚れた血液が運ばれてしまうのです。

肌荒れが起きてしまうのは、このためです。

大腸の中に未消化のタンパク質があると、それがフェノールやパラクレゾールといった有害物質に変わります。

そのまま放置しておくと、フェノールやパラクレゾールは大腸から血液に乗って肌に移動し、肌の細胞の再生を阻害することがわかっています。

肌の細胞の再生が阻害されると、肌の代謝（ターンオーバー）のサイクルに異常が生じて、それが肌荒れやくすみの原因になってしまうのです。

これらの有害物質を一掃するには、レジスタントスターチを食べて、大きな便を排出するしかありません。

レジスタントスターチならば、食べてから便が出てくる時間を早くすることができます。その分、有害物質が腸にとどまる時間を少なくすることができます。また、便のかさが増すことで、腸にとどまっている便の中の有害物質の濃度を下げることもできます。

いつまでもみずみずしい美肌をキープするために、しっかりレジスタントスターチを摂るようにしましょう。

carbohydrates

メンタルトラブルも
レジスタントスターチ
で怖くない

直腸の善玉菌を元気にしてうつをブロック

２０１７年時点で、日本のうつ病の患者数は約73万人。病院で受診していない人を含めると２３０万人になると推定されています。１９９３年時点では13万３０００人ですので、近年患者数が急増しています。

なぜ、日本にはこんなにも「心の病」が増えているのでしょうか？

社会的な事象を見れば、生産性ばかり重視したストレスの多い仕事、人と人との繋がりが希薄になりがちなＩＴ社会、核家族化による孤独、などなど、いくらでも考えられそうです。

医学的に見れば、脳の神経伝達物質のセロトニンが不足するため、うつ病が発症するとされています。そのため、処方される抗うつ剤の多くには、セロトニンの量を減らさないための作用があります。

しかし、すべてをひっくるめて、私は、**うつ病の根本的な原因は「腸内環境」にあると考えています。**

「脳腸相関《のうちょうそうかん》」という言葉があります。脳が不安やストレスを感じると腸内環境が乱れて、腸内環境が乱れると脳が不安やストレスを感じる。このように影響を及ぼしあう関係を脳腸相関といいます。

腸は、心（脳）とからだを繋いでいる臓器なのです。

国立精神・神経医療研究センターの功刀《くぬぎ》浩《ひろし》さんの研究グループは、うつ病と腸内細菌との関連を調べる研究を進めています。

うつ病の患者43人と、そうではない人57人の腸内細菌を比較したところ、便の中のビフィズス菌の数が、うつ病患者は明らかに少ないことが判明。同じ善玉菌である乳酸菌の数も少ないことがわかりました。

善玉菌が少ないからうつ病が発症したのか、うつ病になったから善玉菌が少なくなったのか、その因果関係はわかりません。しかし、脳と腸が相関関係にあることを考えると、腸内環境をよくすれば、うつ病の改善の期待が持てることが明らかになったのです。うつ病の患者さんに、下痢や便秘、腹痛など腸のトラブルが多いのは、そのことを物語っています。

ビフィズス菌は、大腸の中でも直腸にたくさん集まる善玉菌です。つまり、直腸まで腸内細菌たちの「エサ」を届けられるレジスタントスターチは、うつ病の改善に効果が期待できるといえるでしょう。

自閉症にも腸内環境が関係している

自閉症は、遺伝や免疫異常など、さまざまな原因が指摘されていますが、腸内細菌との関連も見逃せません。

自閉症の子どもと、そうではない子どもの腸内細菌を調べた試験では、自閉症の子どものほうが、悪玉菌の種類が多かったという報告があります。

また、自閉症の子どもに腸内細菌の移植を行ったところ、自閉症の行動異常が改善したとする研究もあります。

自閉症は効果的な治療法が限られているため、現在、腸内環境を改善する治療に期待が寄せられています。

そのほか、原因がわからないメンタルトラブルは、もしかして腸内環境が乱れているために引き起こされているのかもしれません。

日常的に不安になりやすかったり、イライラしたり、ストレスを抱えていたり、どうも精神面が不安定だと感じる人は、腸内環境を整えることを意識してみましょう。

心を整えるのは、意識してもなかなか難しいもの。

でも、腸を整えるのは、レジスタントスターチを食べるだけなので簡単です。

carbohydrates

第3章

炭水化物をたっぷり食べる！レジスタントスターチ健康生活のすすめ

carbohydrates

レジスタントスターチは1日どれくらい食べればいい？

ご飯を冷ませば、簡単に摂取目安量をクリア

この章では、実際に毎日の食卓に、どのようにレジスタントスターチを増やしていくか紹介していきます。

まず、1日にどれくらいの量を食べればいいのか考えていきましょう。

「食事摂取基準（2020年版）」によると、日本人の食物繊維の摂取目標量は、男性が21グラム、女性は18グラムです。

実際の食物繊維の摂取量は平均約14グラムなので、**女性ならば約4グラム、男性ならば約7グラムの食物繊維を摂る必要があります。**

日本人は、一日のうちに米から炭水化物を約112グラム摂取しています。炭水化物のほとんどがでんぷんですので、100グラムほどのでんぷんを食べていると仮定できます。

米を含めたいろいろなでんぷんの調理直後のレジスタントスターチ量は、平均するとでんぷん全体の約3パーセントだという報告があります。また、それらを冷ますと、約12パーセントまでアップする、という報告もあります。

計算すると、3食すべて温かいご飯の場合は1日に3グラム、すべて冷ましたご飯の場合は1日に12グラムのレジスタントスターチが摂れることになります。

仮に、これまで3食温かいご飯を食べていた人が、すべて冷ましたご飯に変更した場合、増やせるレジスタントスターチの量は、約9グラム。

これだけで、食物繊維の摂取目標量をクリアできることになります。

まずは1日1食から始めてみよう

しかし、突然毎食のご飯を冷まして食べるのは大変ですし、そこまでしなくても摂取目標はクリアできます。

まずは、1日1食、実践するだけで十分です。

オススメは、毎日の昼食をレジスタントスターチメニューに変えてみること。

昼食にレジスタントスターチを食べると、血糖値が急激に上がらないため、午後にダルさや眠気を感じにくくなり、快適に過ごすことができます。

また、第1章で紹介した「セカンドミール効果」もあるため、夕食にレジスタントスターチを摂らなくても、夕食後に血糖値が上がりにくく、肥満の予防にもつながります。

お昼ならば、朝にお弁当を作っておけば、お米のレジスタントスターチはお昼には増えているので特別な手間が必要ありません。

また、うどんやそば、パスタなどの冷製メニューも、お昼ならば取り入れやすいでしょう。

お昼ご飯にレジスタントスターチメニューを取り入れると、**始めたその日から、ダルさや眠気がとれるのを実感できる**でしょう。血糖値の上昇抑制やインスリンの分泌抑制は、食べてすぐ効果が表れるからです。

また、**早ければ1～2日で、便の量が増えて排便がスムーズになる**でしょう。

1日1食のレジスタントスターチ生活に慣れてきた方は、朝食や夕食にレジスタントスターチを取り入れてもまったく問題ありません。

レジスタントスターチに「食べすぎ」はないので、3食すべてをレジスタントスターチに変えるのが理想です。

いつもの炭水化物を冷まして、コツコツ摂取量を増やしていくことが大切です。

carbohydrates

ご飯は、常温で1時間冷ますのがベスト

必ずしも冷蔵庫で冷ます必要はない

長らくレジスタントスターチは、加熱調理後に4℃まで冷ますと増えるといわれてきました。冷蔵庫の冷蔵室は約3～6℃なので、レジスタントスターチを増やすには冷蔵庫に入れる必要があるという研究者もいます。

しかし、宮城教育大学の亀井文《かめいあや》教授らの研究によると、常温による冷まし方でも十分にレジスタントスターチ量が増えることがわかっています。

亀井先生によると、炊きたてご飯のレジスタントスターチ量を100とすると、1時間常温で冷ますと157程度まで増加。

逆に冷蔵庫で冷ました場合、6時間冷ましても140程度までしか増えず、24時間冷ましてようやく180程度に上昇したとのこと。

このデータを加味すると、実際に生活の中でご飯を冷ますならば、**「常温で1時間冷ます」のが現実的であり効果的**であるといえます。

具体的には、炊飯ジャーから茶碗にご飯をよそい、そのまま1時間放置してください。水分を飛ばしたほうがよりレジスタントスターチが増えるため、ラップをするなら軽くすき間を開けて、そのまま置いておくのがいいでしょう。

ただし、4時間以上、常温で置いておくと、雑菌が増えてしまう可能性があるため、長時間常温に置いておくのはやめてください。1時間で十分です。

また、炊飯ジャーの中に入れたまま、保温機能を使わずに置いておくと、水分が飛ばずにレジスタントスターチが増えにくくなってしまいます。そのため、茶碗によそって冷ますようにしてください。

もし、常温で冷ますのに抵抗感のある人は、もちろん冷蔵庫で冷ましていただいても構いません。

お弁当の場合はどうする？

お弁当の場合、ご飯を詰めてから食べ始めるまで、4時間程度経過していることが多いと思うので、何もしなくてもレジスタントスターチが増えています。雑菌の繁殖を抑えるために、できれば冷蔵庫で保存しておくのが望ましいでしょう。弁当箱に詰める際も、時間に余裕があれば、1時間冷ましたご飯を詰めることをオススメします。

冷凍ご飯は大丈夫？　電子レンジは使っていい？

あまったご飯を冷凍保存して、電子レンジで再加熱して食べている人がいるかと思います。このときのポイントは2つ。冷凍保存してもいいのか。電子レンジを使ってもいいのか。

まず、冷凍保存について。炊きたて、冷蔵保存後、冷凍保存後のお米のレジスタントスターチ量を調べる実験では、炊きたてが100だったとすると、冷蔵保存後は161程度、冷凍保存後は124程度になりました。

つまり、**冷凍ご飯は、炊きたてよりレジスタントスターチが増えるものの、冷蔵（常温）ご飯よりは増えない**のです。冷凍ご飯は、保存に便利ですが、レジスタントスターチを効率よく摂取するという意味ではオススメできません。

ただし、第1章で紹介したダルビッシュ選手の例のように、冷凍ご飯でも効果が認められることは確かです。

次に、電子レンジの使用についてです。

一度冷ましたご飯を電子レンジで再加熱すると、レジスタントスターチはやや減ってしまいます。しかし、炊きたてご飯よりは多く含まれています。このことは、サツマイモを使った実験でも明らかになっています。

これは、これまで知られていなかった事実です。

もっとも効率よくレジスタントスターチを摂取するには、冷ましたご飯を食べるのがベストですが、「今日は温かいご飯が食べたいな」という日は、一度冷ましてからレンジで温め直すという方法があります。炊きたてご飯よりもたくさんのレジスタントスターチを摂取することができるでしょう。

レンジを使う際は、全自動の「あたため」ボタンを選んでください。

温かい汁物をかけてもレジスタントスターチは減らない

また、レジスタントスターチに温かい汁物をかけて食べても、レジスタントスターチの量は減りません。

お茶漬け、カレー、温かいダシやスープなど、何をかけてもOKです。

レジスタントスターチに温かいものをかけると、レジスタントスターチが減ってしまうと言う人がいますが、それは間違いです。

そもそもお米をご飯に炊き上げるとき、１００℃の高温を最低20分は維持する必要があります。そのくらいの高温にしなければ、でんぷんの分子構造を変化させることができないからです。

仮に、冷めたご飯にお茶をかけたとしても、上昇するお米の温度はたかが知れています。分子構造を変化させるほどのエネルギーではありません。

冷めたご飯を食べるのが苦手な方は、温かい汁物をかけて食べるようにしましょう。

ご飯の温度と
レジスタントスターチ量のまとめ

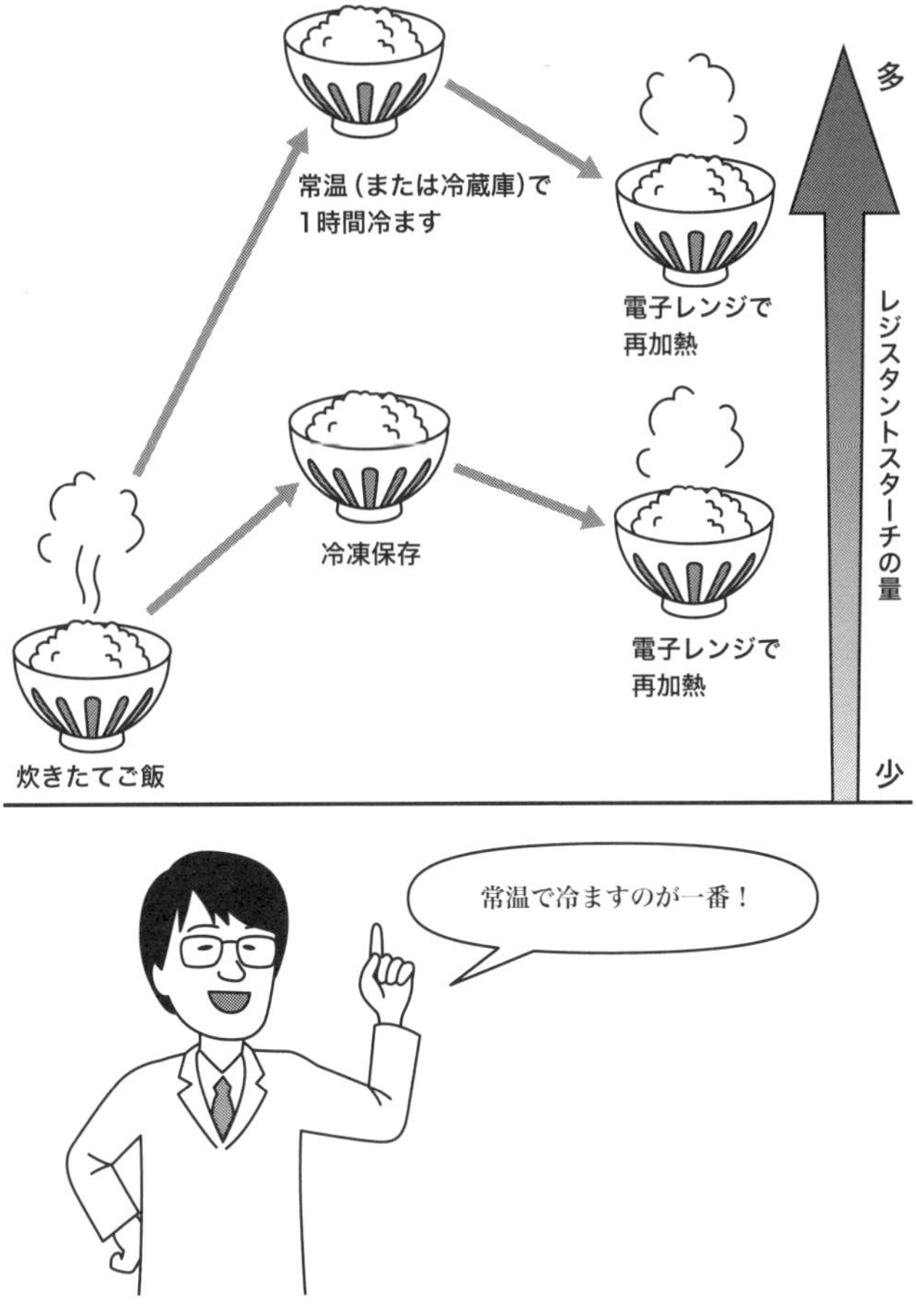

carbohydrates

コシヒカリより
ササニシキ？
レジスタントスターチ
の多いお米を選ぶ

冷めても美味しいササニシキ系がオススメ

みなさんは、モチモチと粘り気のあるお米と、サラサラさっぱり食べられるお米、どちらがお好みでしょうか。

お米の粘り気は、約70パーセント含まれているでんぷんの質によって決まります。でんぷんは、アミロースとアミロペクチンの2種類で作られていて、アミロースの割合が少ないと粘りが強いご飯になります。

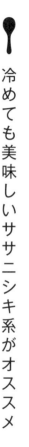

「コシヒカリ」や「あきたこまち」、「ひとめぼれ」などの人気の品種は、アミロースの割合が少ないため、モチモチの食感を楽しめます。

一方、日本の伝統的な米の品種である「亀の尾」や「旭《あさひ》」、その流れをくむ

「ササニシキ」系のお米は、アミロースの割合が多いため、炊き上げると粒立ちがよく、さっぱりとした食感です。

タイ米などの細長いお米は、特にアミロースの割合が多いため、一粒一粒がしっかり硬く、サラッとした食感をしています。


ここでみなさんに質問です。レジスタントスターチの効果を発揮しやすいお米は、コシヒカリとタイ米、どちらでしょうか?


答えは、ご想像の通り、タイ米です。タイ米は炊き上げても硬さを残しているため、消化しにくいでんぷん（レジスタントスターチ）をたくさん含んでいます。

タイ米はリゾットやスープご飯にすると、食卓に取り入れやすいでしょう。

タイ米ほどではありませんが、粘り気の少ないササニシキ系のお米は、コシヒカリ系のお米よりレジスタントスターチが多いといえます。

日本人は、亀の尾や旭から始まるササニシキ系のお米をずっと好んで食べてきました。さっぱりしたササニシキ系のお米は、刺身などの和食や、冷たいオカズとの相性がよく、お寿司屋さんでは現在も使用されていることが多い品種です。

日本人が「さっぱりしたササニシキ」から「もっちりしたコシヒカリ」に嗜好を変えていったのは、ササニシキ自体の生産量が減っていったのが一因です。

1969年に「自主流通米制度」がスタートすると、もっちりした食感の新しい品種が次々と出はじめました。

それでも当時、ササニシキはお米界の王者でしたが、1980年に状況が一変します。この年は東北が大冷害に襲われ、その後、冷害に強い品種のニーズが急速に高まったのです。

品種改良の結果、冷害に強い品種はコシヒカリ系のお米でした。

この瞬間、ササニシキはお米界の王者の座を明け渡し、徐々に日本人の食卓から消えていったのです。

私たちの「食の好み」は、もしかするとこのような社会状況が生み出したものにすぎないのかもしれません。

レジスタントスターチ生活を始めるにあたって、ササニシキ系のお米を見直してみてはいかがでしょうか。

玄米食をしている人も冷ましたほうがいいのか？

ずばり、冷ましたほうがレジスタントスターチは増えます。

ただし、玄米は、第1章で解説しましたが、でんぷんが糠に覆われているため、そもそも消化しにくいお米。ＲＳ１に分類されます。あえて冷まさなくてもレジスタントスターチを豊富に含んでいます。

炊飯後に冷ますと、糠の中のでんぷんのＲＳ３が増えるため、さらにでんぷんは消化されにくくなります。

carbohydrates

麺類をレジスタント スターチ生活に 上手に取り入れよう

パスタはアルデンテにゆでて冷製に

レジスタントスターチ生活ならば、ご飯だけでなく、さまざまな炭水化物を味わえるのもうれしいところ。

お昼には、お米ではなく、麺類をよく食べる人も多いでしょう。麺類を食べる場合は、冷製メニューにすればレジスタントスターチをたっぷり摂れます。

パスタについては、もう一つコツがあります。

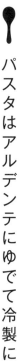

それは、芯を残したアルデンテにゆでること。

極論をいうと、お米やパスタもジャガイモも、加熱調理せずにそのまま食べることができれば、もっともレジスタントスターチを摂取することができます。素材そのままだと、でんぷんを構成するブドウ糖が最も絡まりあっているので、消化酵素で分解できないからです。

でも、素材のまま食べるのは人間には難しい。

そんな中、パスタならば、ゆでる時間を短めにすることで、芯を残すことができます。

芯にはレジスタントスターチがたっぷり詰まっています。この部分は、玄米と同じでRS1に分類される、物理的に消化しにくいレジスタントスターチです。

アルデンテにゆでたパスタを冷製メニューで食べれば、今度は「冷まして増える」RS3のレジスタントスターチが増えます。

パスタを冷製メニューにする過程で、でんぷんはレジスタント化されていくので、ご飯のように常温で置いておく必要はありません。

アルデンテは乾麺でしか作れないので、調理の際は、**生パスタではなく乾麺を選ぶのが得策です。**

また、**太めのパスタを硬めにゆでる**と、よりたくさんのレジスタントスターチを摂取できます。

季節の野菜を使ったり、食物繊維や発酵食品と一緒に摂ったり、パスタで作れる冷製メニューは無限大。食を楽しみながら、しっかりレジスタントスターチを補給していきましょう。

うどんとそば、ラーメンはどうなの？

うどんやそば、ラーメンも、同様に冷たいメニューにすることで、レジスタントスターチを増やすことができます。

いずれも、生麺ではなく乾麺を選ぶのがいいでしょう。

アルデンテとまでいかなくても、麺類は硬めにゆでることでレジスタントスターチを増やすことができます。

ラーメン屋さんに**「バリカタ」**の**「つけ麺」**があれば、最高のレジスタントスターチメニューといえるでしょう。

ただし、麺が硬すぎて食べるのが苦になってしまったら元も子もありません。

いつもどおりの麺の硬さでも十分レジスタントスターチが摂れます。

うどんも乾麺を選び、硬めにゆでて、冷たいメニューにするのがオススメ。「うどんのコシ」は、ゆでたあとの麺の外側と内側の水分量の違いや、グルテンというタンパク質の弾力性によって生まれています。

グルテンの中にはでんぷんが存在しているため、ゆですぎるとでんぷんがバラバラになり、コシが失われ、レジスタントスターチも減ってしまいます。

硬めにゆでて**「ざるうどん」**や**「ぶっかけうどん」**などでどうぞ。

うどん系の麺類でいうと、より麺が太い**「きしめん」**は、「そうめん」や「ひやむぎ」に比べて、よりたくさんのレジスタントスターチを摂ることができます。

そばはレジスタントスターチの含有量は多くありませんが、食物繊維が豊富に含まれている食材です。

レジスタントスターチとの相乗効果を狙って、硬めにゆでた冷やしメニューを食べるようにしていきましょう。

レジスタントスターチとは関係ありませんが、そばの実の殻まで使っている黒っぽい**「十割《じゅうわり》そば」「田舎そば」「やぶそば」**のほうが、白っぽい「二八《にはち》そば」「更科《さらしな》そば」よりも、食物繊維が多いのでオススメです。十割そばには血管を老けさせないルチンという成分も豊富に含まれています。

「ざる」や**「もり」**、**「せいろ」**でいただくのがいいでしょう。

麺類についてまとめると、よりオススメは、

①乾麺を使って硬めにゆでる
②冷やしメニューにする
③選ぶなら太めの麺を

ということになります。

もちろん、生麺だからといってレジスタントスターチが摂れないわけではありません。食感の好みや保存性、ゆで時間の長短など加味して、生活スタイルに合わせた麺を選んでいただければと思います。

carbohydrates

主食がパンの人は そのままでもいいの？

パン食でもレジスタントスターチが摂れる?

レジスタントスターチのことが語られるとき、研究者たちの書籍を読んでも、面白いくらい「パン」の存在が無視されています。その理由は、パンよりもご飯を勧めたいという心理の表れなのだと思います。

米食かパン食、どちらが健康にいいかと問われると、やはり私もお米をオススメします。米はまじりっ気なしの、無添加の、最高の自然派天然食品です。しかし、こと「レジスタントスターチを摂取する」という点に関してだけいうと、パンはとても優秀な食品です。

レジスタントスターチは「加熱調理後、冷ましたら増えるでんぷん」。**店頭に並んでいるパンは、すでに加熱後に冷まされている食品です**。そのためレジスタントスターチが豊富に含まれています。

パンをトーストすると、レジスタントスターチの含有量は減ります。冷めたご飯を電子レンジで再加熱すると、レジスタントスターチが減るのと同じ理屈です。トーストしたパンを再度冷ませば、理論的にはレジスタントスターチが増えるはず……。しかしそれならば、**トーストしないでそのまま食べたほうが、味の面でも、レジスタントスターチを摂取する面でも得策でしょう。**


ただし、腸内環境のことを考えると、主食はパンよりもご飯を食べることがやはり望ましいです。

ご飯は素材そのものである「つぶ」であるのに対して、パンの小麦は精製された「粉」。「粉」よりも「つぶ」のほうが、レジスタントスターチの役割を確実に果たしてくれます。

また、食パンには主原料の小麦粉以外の添加物が使われているため、総合的に健康のことを考えると、やはり「ご飯」に軍配が上がります。主食の中心がパンの方は、ぜひご飯の機会を増やしてみてください。

パン食を続ける場合は、全粒粉を使用したパンに変えてみてはいかがでしょうか。全粒粉とは、普通の小麦粉では取り除かれる表皮・胚芽・胚乳をすべて合わせて粉にしたもの。米でいう玄米のように物理的に消化しにくくなるので、RS1のレジスタントスターチがたっぷり含まれています。

また、コーンフレークもレジスタントスターチの量が非常に高い食べ物です。

朝食にご飯を食べる余裕がない人は、全粒粉パンやコーンフレークを上手に食卓に取り入れていくといいでしょう。

carbohydrates

主食だけじゃない！ジャガイモとインゲン豆がすごすぎ

オカズにポテトサラダが最強

炭水化物というと、つい主食にばかり目が行ってしまいますが、イモ類や豆類のレジスタントスターチ含有量も見逃せません。

まずは、ジャガイモ。ジャガイモはもともとレジスタントスターチを豊富に含む食材ですが、冷まして食べると含有量は格段にアップします。

冷たいジャガイモ料理といえば、**ポテトサラダ**。また、**ヴィシソワーズ（ジャガイモの冷製スープ）**。これらを定期的に食卓に並べることで、不足しがちな食物繊維の摂取を一気に挽回することができるでしょう。**小鉢の量程度のポテトサラダでも、茶碗1杯分のご飯と同じくらいのレジスタントスターチが摂れます。**

サツマイモもジャガイモ同様にレジスタントスターチが多いため、焼き芋を冷ましで食べたり、和菓子でも効率よく摂取することができます。

意外なところでは、**春雨**もレジスタントスターチの多い食品です。春雨はジャガイモなどのイモのでんぷんが材料。サラダにして食べれば気軽にレジスタントスターチを補給できます。

春雨は鎌倉時代に中国から伝わり、禅宗の精進料理として食されていたそうです。お坊さんは日本一長寿が多い職業ともいわれています。もしかするとレジスタントスターチが長寿の秘訣なのかもしれませんね。

次に豆類です。**インゲン豆や小豆《あずき》、ヒヨコ豆**にはレジスタントスターチが大量に含まれています。例外的に、大豆にはあまりレジスタントスターチが含まれていません。

豆類は、水煮して冷ましたり、ビーンズサラダにしたり、カレーの付け合わせにしたりと、ちょっとした工夫で食べる機会を増やしていきましょう。

小豆は、饅頭やみつ豆として食べれば、立派な「レジスタントスターチおやつ」です。甘いものが食べたくなったら、サツマイモと合わせて小豆を食べることをオススメします。

そう考えてみると、ご飯と小豆をたっぷり使う**おはぎ**は、レジスタントスターチたっぷりメニューですね。砂糖を使いすぎないように注意していただければと思います。

ここで紹介した食材は、毎日食べるのは大変かと思います。普段は主食でレジスタントスターチを補充しつつ、余裕があるときのプラスアルファとして、イモ類や豆類を食べることを意識してみるといいでしょう。

carbohydrates

かつおダシとのコラボでダイエット効果がアップ

「みそ汁」がレジスタントスターチの効果を上げる

日本人の味覚のふるさと「みそ汁」。

ご飯を食べるとき、余裕があれば、みそ汁を用意しましょう。**みそ汁には、レジスタントスターチのダイエット効果をさらにアップさせるパワーがある**のです。

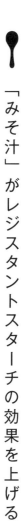

みそ汁のかつおダシには、「ヒスチジン」という必須アミノ酸が含まれています。ヒスチジンの多くはからだを作るタンパク質の材料となりますが、一部は脳の視床下部《ししょうかぶ》という場所まで到達することができます。視床下部でヒスチジンは、ヒスタミンという物質に変換されるのですが、このヒスタミンがとても頼りになる物質なのです。

まず、ヒスタミンには、脳の満腹中枢《まんぷくちゅうすう》を刺激して、食べすぎを抑えてくれる効果があります。

そのため、**みそ汁を飲んでから、オカズやご飯、という順番に食べていくと、ついつい食べすぎてしまうことが少なくなる**のです。

レジスタントスターチはたっぷり摂取するべきですが、食べすぎてしまうと、消化されやすいでんぷん（糖質）も同時に摂りすぎになってしまいます。みそ汁のヒスチジン効果で、食べすぎを回避することができるでしょう。

また、**脳で作られたヒスタミンは脂肪の分解を促進して、内臓脂肪を減少させる効果も期待できます。**

私が学生を対象にヒスチジンの摂取量と体脂肪率の関係性を調査したところ、ヒスチジンの摂取量が多い人ほど体脂肪率が低い傾向にあることがわかりました。

このことは高齢者を対象とした調査や、アメリカのルイジアナ州で行われた大規模調査でも、同様の結果が得られています。

かつおダシには、同じく抗肥満作用のあるタウリンも含まれています。ヒスチジンとタウリンの相乗効果は、やせやすいからだを作るのに大変役立つのです。ご飯のレジスタントスターチと一緒に、みそ汁のヒスチジンやタウリンを摂取すれば、高いダイエット効果を得られることでしょう。

真新しいダイエット法など試さなくても、「ご飯」と「みそ汁」が最高のダイエット食なのです。毎日、ご飯とみそ汁を食べていた昔の日本人がやせていたのは、当然だったといえます。

もちろん、パン食やパスタでも、同様の効果が得られます。洋食にも意外とみそ汁は合いますが、それはちょっとと感じる方は、かつおダシを使った特製メニューを作ってみてはいかがでしょうか。

例えば、和風トマトパスタ。かつおダシのイノシン酸と、トマトのグルタミン酸のうま味の相乗効果が期待できます。

carbohydrates

オカズにプロバイオティクスを！最強の腸活メニューを実現

日本人に合った発酵食品を摂ろう

主食にご飯、汁物にみそ汁ときたら、オカズにも健康的な食材を取り入れたいですよね。

そこでぜひ、**オカズに取り入れていただきたいのが発酵食品**です。お伝えしたように、発酵食品は腸内細菌そのものを腸の中に取り入れるプロバイオティクス。レジスタントスターチとの相乗効果で、善玉菌の量と質を高めていけば、腸内環境を劇的に改善していくことができます。

発酵食品といえば、納豆やぬか漬け、みそ、キムチ、ヨーグルト、塩こうじなどさまざまな食品が紹介されています。

これらの発酵食品には、腸内環境を良好にする善玉菌が豊富に含まれているので、ご飯のお供として積極的に取り入れていきましょう。

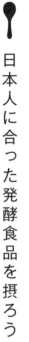

ただし、ヨーグルトなどの乳製品に関しては、念のため注意が必要です。牛乳を飲むとお腹を壊しやすい人がいます。牛乳の甘味成分を分解できない「乳糖不耐症《にゅうとうふたいしょう》」かもしれません。日本人など黄色人種では3割ほどの人が該当するようです。

また、牛乳にアレルギー反応を起こす人もいます。アレルギー物質の一つとして、商品のパッケージに表示する義務もあります。

ところが、ヨーロッパや中近東に、乳糖不耐症の人はほとんどいません。もともと牛乳が飲める体質なのです。

牛乳を発酵させてヨーグルトを作る間に、乳糖やアレルギー物質の多くは分解されますが、ゼロにはなりません。チーズも同じです。

発酵食品だからからだにいいと思い込んでいたヨーグルトが原因で、体調が悪くなってしまっていたら元も子もありません。心当たりのある人は、注意しましょう。

私は、**日本人の腸内環境に合う発酵食品は、日本で生まれた発酵食品**ではないかと考えています。

赤ちゃんの腸内細菌は、出産時に母親から継承されます。

住んでいる環境や先祖代々が食してきた食べ物の影響を受けて、私たちの腸内フローラは築かれるのです。

そのため、**その土地でできた発酵食品を食べたほうが、腸に馴染みやすい**のではないかと考えています。

昔の日本人が「土地の食材」や「旬の食材」を食べていたのは、科学的に見ても理にかなっていることに思えます。

いずれにせよ、からだが受けつけない発酵食品を無理して食べる必要はありません。食べてみて体調がよくなっていると感じる食材を見つけて、プロバイオティクスを習慣化していきましょう。

carbohydrates

1975年の「和食」は理想的なレジスタントスターチ健康メニュー

「和食」にはレジスタントスターチがたっぷり

ご飯にみそ汁、そして発酵食品――。レジスタントスターチやプロバイオティクスなど、**腸内環境を良好にする食材を選んでいくと、自然とたどり着くのは「和食」です。**

2013年、「和食」がユネスコの無形文化遺産に登録されたのは記憶に新しいところでしょう。ご飯とみそ汁、漬物などの発酵食品を中心に、季節のものを食べる「和食」は、世界から注目を浴び、外国人が好きな外国料理の1位にも選ばれています。

ところで、ひと口に「和食」といっても、いつの時代の料理が一番健康的なのでしょうか？

その答えを導き出したユニークな研究があります。東北大学の都築《つづき》毅《つよし》准教授らの研究グループは、厚生労働省の国民栄養調査のデータに基づき、1960（昭和35）年、1975（昭和50）年、1990（平成2）年、2005（平成17）年の平均的な和食の献立を、それぞれ3食1週間分、21食を再現。それを粉末にしてマウスに食べさせ、寿命や健康状態、学習能力などを分析しました。

すると、**1975年の和食を食べたマウスが一番長生きし、学習能力が高く、がんや糖尿病の発症率が低かった**といいます。内臓脂肪量についても、1975年が抜群に少なくなる結果が得られました。逆に一番悪い結果だったのは2005年でした。同様の試験は人間でも行われ、1975年型を4週間食べたグループは、現代型の食事のグループに比べて、悪玉コレステロールやヘモグロビンA1c（糖尿病の指標）、腹回りが減少する結果が得られました。

「1975年すごすぎる！　一体何を食べていたのか？」と気になるところ。

都築准教授は典型的な献立として、次の例を挙げています。

・朝食：ご飯、みそ汁（キャベツと油揚げ）、卵焼き、納豆、リンゴ½個
・昼食：きつねうどん（油揚げ、カマボコ、ホウレンソウ、刻みネギ）、ミカン２個
・夕食：ご飯、すまし汁（白菜とワカメ）、五目豆、サバのみそ煮

この献立からわかるのは、毎食しっかりレジスタントスターチと食物繊維を食べていること。かつおダシの汁物を飲んでいること。発酵食品を食べ、発酵系調味料（しょう油、みそ、みりん等）を使った料理が多いこと、です。

今から右の献立に戻すのは、難しい人もいるかもしれません。

でも、現在65歳の人ならば、20歳の頃を思い出せば、右のような食生活が当たり前だったのではないでしょうか。

レジスタントスターチ生活を始めることは、古き良き和食を再発見していくことにも繋がります。積極的に和食を、毎日の食事に取り入れていきましょう。

carbohydrates

全国の郷土料理を作って食卓を炭水化物で彩ろう

郷土料理を作ればレシピの幅が広がる

レジスタントスターチ生活のいいところは、さまざまな食材、工夫次第でたくさんの料理を味わえることです。いくら健康にいいといわれても、同じものを食べ続けなければならない健康法だと、継続するのが難しくなってしまいますよね。レジスタントスターチは、炭水化物を「冷ますだけ」なので、料理のバリエーションが豊富。だから飽きが来ません。

ここでは、料理の幅を広げて、レジスタントスターチ生活をさらに楽しんでいただくコツをお伝えします。

それは、全国の「郷土料理」に挑戦していただくこと。郷土料理には、日本人が昔から食べてきた、その土地の炭水化物が使われていることが多く、レジスタントスターチを摂取するのにもってこいのメニューがたくさんあります。

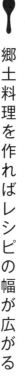

ざっと挙げるだけでも、宮崎の「冷や汁」、盛岡の「冷麺」、山形の「いも煮」「冷やしラーメン」、奈良の「三輪《みわ》そうめん」、香川の「讃岐うどん」、愛媛の「さつま汁」、長崎の「長崎ちゃんぽん」、奈良の「柿の葉寿司」、秋田の「きりたんぽ」、長野の「信州そば」、群馬の「おっきりこみ」などなど。

いまはインターネットで検索すれば、簡単に材料をお取り寄せできます。自宅にいながら全国の郷土料理を食べれば、旅行気分も味わうことができます。

また、日本を飛び出しても、たくさんのレジスタントスターチに出合えます。海外のレジスタントスターチレシピに挑戦してみるのもいいでしょう。

イタリアの「冷製リゾット」「冷製ジェノベーゼパスタ」をはじめ、スペインとポルトガルの「ガスパチョ（トマトとパンの冷製スープ）」、フランスの「ヴィシソワーズ（ジャガイモの冷製スープ）」、ベトナムの「ブンチャヤ（米麺のつけ麺）」、ハワイの「ポキボウル（マグロとアボカド丼）」など、海外にも冷やしメニューはたくさんあります。

この機会に、ぜひ新たな冷製メニューに挑戦してみましょう！

山梨県と静岡県が、健康長寿県の理由

この章の最後に、健康長寿を実現している2つの都道府県民の食生活を示すデータをお伝えしたいと思います。

厚生労働省の試算をもとに、2010年、2013年、2016年の平均値を比較すると、男女ともに、日本の「健康長寿県」の第1位は山梨県、第2位は静岡県だそうです。この結果は、国民生活基礎調査や国勢調査などをもとに統計的に試算したもの。

健康寿命とは「心身ともに自立し、健康的に生活できる期間」のことを指し、

平均寿命とは男性で約9年、女性で約12年の開きがあります。

日本人は長生きしても寝たきりや要介護である人が多いため、健康寿命を延ばすことが大きな課題とされています。

山梨県の健康寿命は女性75・49歳、男性72・31歳、静岡県は女性75・43歳、男性72・15歳で、それぞれ全国1位と2位です。富士山を挟んでライバル関係にあるこの2県が、健康長寿でも競い合っているのは面白いですが、調べてみると、山梨県と静岡県はレジスタントスターチの摂取量が多いことを予測させる、次のデータを見つけました。

山梨県：すし店店舗数（全国1位）、食事時間の長さ（全国1位）、そば・うどん店店舗数（全国4位）、野菜摂取量（全国2位）

静岡県：米消費量（全国1位）、マグロ消費量（全国1位）、カツオ漁獲量（全国1

位）、ジャガイモ消費量（全国3位）

このデータを見るに、山梨県は内陸県でありながら寿司の消費量が多く、そばやうどん、ほうとうなどの麺類を好み、かつ食物繊維を多く含んだ野菜もたくさん食べていることが予測できます。

静岡県は、お米とヒスチジンを含んだ魚介を好み、ジャガイモをたっぷり食べていると予測できます。

つまり、**両県とも、レジスタントスターチをたっぷり含んだ炭水化物を他県より摂取している可能性が非常に高いのです！**

そして山梨県のデータが示しているように、食事時間を長くすることも健康長寿に寄与します。よく噛んで食べると、血糖値の急上昇を抑えるため、食べすぎや肥満を防いでくれるでしょう。

この本を書くにあたり、日本全国の郷土料理や、各都道府県の健康習慣を調査しました。日本人は昔から炭水化物を食べていたことをあらためて思い知りました。また、現在までその習慣を続けている人たちは、健康長寿を実現しているという事実に驚いています。

やはり、炭水化物とレジスタントスターチは、私たちの健康に欠かせないものだったのです。

ぜひ、明日と言わず、今日からでもレジスタントスターチ生活を始めてみましょう。何も面倒なことはありません。

茶碗によそったご飯を、1時間、置いたままにすればいいのですから。

carbohydrates

第4章

レジスタント
スターチ生活で
迷ったときの
Q&A

レジスタントスターチ生活をする際に、どうすればいいか迷ってしまったときは、この章をチェックしましょう。私が一般の方によくいただく質問を集めています。前章までで解説した内容も含まれていますが、復習のためにも参考にしてみてください。

Q レジスタントスターチはお腹を壊しませんか？

レジスタントスターチは消化されにくいでんぷんです。そのため、食べ慣れていないと、お腹が張ることが稀にあります。これは、ほかの食物繊維でも同じことがいえます。しかし、2、3日もすれば腸内環境が整うので、お腹に違和感を覚えることはなくなるでしょう。

手術直後のような極端に消化能力が落ちている人が大量に摂ると、下痢を引き起こす可能性があるので、心配な方は少しずつ量を増やしていくようにしましょう。

Q　レジスタントスターチは1日にどれくらい摂ればいいですか？

まずは、1日1食、主食をレジスタントスターチにすることから始めてみましょう。

理想は、女性で1日4グラム、男性で7グラムです。パスタだと1人前で約1グラム、冷ましたご飯にも1人前で約1グラムのレジスタントスターチが含まれています。

4〜7グラムを摂るとなると、毎食の主食をレジスタントスターチにした上で、ポテトサラダなどの副菜を加えてようやくクリアできる数字です。

4～7グラムという目標は、日本人の食物繊維の不足量を示しています。そのため、食物繊維の摂取を少しずつでも増やしていけば、必ずしもレジスタントスターチですべてをカバーする必要はありません。

具体的な数字があると取り組みやすい人もいるかと思いますが、何より大切なのはレジスタントスターチの量を増やしていくことです。まずは、昼食から始めて、クリアできたら次は朝食、夕食といった具合に、無理のない範囲で摂取していきましょう。大切なのは数字をクリアすることではなく、健康を実感できるかどうかです。

Q 効果的な食べ合わせはありますか？

腸内環境を良好にするには、プロバイオティクス（発酵食品）とプレバイオティクス（水溶性食物繊維）が必要です。これらをレジスタントスターチと同時に摂取すれば、腸活の効果を最大化させることができます。

発酵食品はご自身の好みや体質に合ったものを選び、善玉菌の数を増やしていきましょう。

善玉菌の「エサ」になる水溶性食物繊維は、ワカメやオクラ、春菊やミカンなどに豊富に含まれています。

私は冷たいご飯を食べるとき、ご飯（レジスタントスターチ）＋納豆（プロバイオティクス）＋オクラ（プレバイオティクス）を混ぜた、最強の腸活メニューをよく取り入れます。

ちなみに、文教大学の私のゼミでは、学生が腸活をテーマにした新メニューを考案して、地元、茅ヶ崎のお店で販売させていただきました。その名も「ＣＨＯ－ＫＡＴＳＵポキ丼」。ハワイのソウルフード「ポキボウル」定番のマグロに加えて、海藻や納豆、オクラ、玄米を使用したオリジナルの腸活メニューで、ご好評いただいています。

みなさんもぜひ、お気に入りの組み合わせを見つけてみましょう。

Q

ご飯は何℃まで冷ませばいいんですか？

常温で1時間、お茶碗によそい、ゆっくりと冷ましてください。冷蔵庫でも常温でも、同じようにレジスタントスターチが増えます。これまで4℃がもっともレジスタントスターチが増えるとされ、冷蔵庫で冷ますのが推奨されていましたが、常温でも増加率は変わらないことがわかっています。

冷ます際は、ラップのすき間を少し開けて、湿気を逃がすようにしてください。湿気が多いとでんぷんの分子構造が変化しにくいからです。

Q

冷ます時間が長いほどレジスタントスターチが増えますか？

24時間冷蔵庫でご飯を冷ますと、常温で1時間冷ますよりも、ご飯のレジスタントスターチ量が増えることがわかっています。しかし、その差や微々たるものです。6時間冷蔵庫で冷ましたご飯と1時間常温で冷ましたご飯では、ほとんどレジスタントスターチ量に差はありません。冷ましすぎるとお米が硬くなり、食感も悪くなってしまいます。「1時間」が、レジスタントスターチを増やせて、美味しさもキープできる最適な時間と捉えてください。

Q 炊飯ジャーでご飯を冷ましてもいいですか？

炊飯ジャーの中で冷ますと、ジャーの中に水分がたまっているため、お茶碗によそって置いておくよりもレジスタントスターチが増えにくくなります。また、熱々のご飯が炊飯ジャーの中にたくさん入っていると、保温機能を使っていなくてもご飯が冷めにくいため、レジスタントスターチを増やすのに1時間以上かかってしまうでしょう。お茶碗で冷ますことをオススメします。

Q 玄米も白米と同じように冷ましたほうがいいですか？

玄米は、温かい状態でも物理的に消化しにくいため、冷まさなくてもたっぷりレジスタントスターチが含まれています。冷ませば白米と同じようにレジスタントスターチは増えますが、もともと硬めの玄米を冷ますと、さらに硬くなってしまうため、食を楽しむのが難しくなります。レジスタントスターチ生活は、継続することが大切です。そういった意味では、玄米については、無理して冷ます必要はないでしょう。

Q ゆっくり食べると口の中で温まり、レジスタントスターチが減らない？

ご飯やパスタにジャガイモ、いずれも高温での調理によって、でんぷんの分子構造が変化し、それを冷ますことでレジスタントスターチが増えています。咀嚼《そしゃく》程度の低温ではでんぷんの分子構造に変化はないので、安心して、ゆっくりと召し上がってください。

また、唾液のアミラーゼではレジスタントスターチを分解できないので、ご安心を。

Q お弁当は電子レンジで温めてもいいのですか？

お弁当や、冷ましたご飯を電子レンジで再加熱すると、冷めている時よりレジスタントスターチの量は減ってしまいます。しかし、炊きたてのご飯よりは多くのレジスタントスターチを摂ることができます。

ベストは冷めたまま食べることですが、温かいものを食べたい時は、適宜電子レンジを使用するのがいいでしょう。

Q 常温で冷ますのは食中毒の危険はありませんか？

1時間の放冷では問題ないと考えて大丈夫です。ただし、気温にもよりますが、常温で長時間保存するのはオススメできません。4時間以内には食べきるようにしてください。ご飯以外のオカズなどは、傷みやすいものも多いのでご注意ください。

どうしても気になる方は、冷蔵庫で冷ますようにしてください。

Q お茶漬けにしても大丈夫ですか?

大丈夫です。咀嚼してもレジスタントスターチがなくならないのと同じ理由で、温かいお茶やスープ、ダシ、みそ汁などをご飯にかけて召し上がっても問題ありません。人が食べることのできるほどの低温の熱を加えても、レジスタントスターチの分子構造は変化しないからです。

Q ご飯、みそ汁、オカズ、はどの順番で食べるのがいいですか?

理想は、みそ汁→オカズ→ご飯の順番です。みそ汁のヒスチジンには食欲抑制効果があり、食べすぎを防いでくれます。また、ご飯を最後に食べると、血糖値の上昇が緩やかになるため、肥満の抑制効果があります。

「みそ汁ファースト」はぜひ実践していただきたいですが、この順番を厳密に守る必要はありません。レジスタントスターチはそもそも血糖値が上がりにくく、食べすぎも予防できます。オカズがなくなった後、冷めたご飯を食べるのは味気ないものです。ご飯を先に食べすぎないことを、頭の片隅に置いておきましょう。

Q 麺類は、生麺と乾麺、どちらがいいですか？

乾麺をオススメします。

パスタの場合、アルデンテにするには乾麺を使用する必要があります。

うどんやそばも、硬めにゆでたほうがレジスタントスターチを多く摂取できます。乾麺のほうがゆで加減を調整しやすいでしょう。

ご自宅で中華麺を使う際は、生麺を利用することが多いかと思いますが、少しゆでる時間を短くして硬めにするのがコツです。インスタント麺は食品添加物が多いのでオススメできません。

いずれも、冷たいメニューにして召し上がってください。

Q パンはトーストして食べたほうがいいですか？

販売されているパンは、すでに加熱調理後に冷まされている食品です。そのため、すでにレジスタントスターチが豊富に含まれています。

トーストすると含有量が減ってしまうので、パンはそのまま召し上がるのがいいでしょう。全粒粉を使用したパンをオススメします。

おわりに

和食の素晴らしさは世界に知られるようになりました。では、皆さんが頭に浮かべる和食とはどんなものでしょうか？　現代の食事ではなく、昔の食事をイメージするのではありませんか？

私は、東京タワーの建設が始まった１９５７年（昭和32年）頃の食事だと考えています。炊飯器の普及率は約30パーセントでしたが、米の消費量は今の２倍ほどです。玄米を大量に処理する精米工場は１９６１年頃に設立され始めました。電子レンジの国内量産品が54万円で販売されたのは１９６２年。

あまり精製されていない米を、冷めても美味しくなる工夫をして食べていました。レジスタントスターチをたっぷりと食べていたのです。

1955年、日米余剰農産物協定の締結により小麦の輸入量が大幅に増えました。日本中をキッチンカーが走り、パンなど小麦粉製品や乳製品が普及していきました。理想的な栄養バランスを啓蒙するためにです。ところが不幸にも、ちょうどそのあとから、食物繊維の摂取は減少を続け、大腸疾患は増加してきました。

私がレジスタントスターチの研究を始めたのが1994年。25年以上前のことです。当時の教授たちからは、レジスタントスターチは単なる消化の悪い老化デンプンじゃないか、との声もありました。消化をよくし、より多くの栄養素を吸収することが栄養学の研究目的だったのです。

2020年、CHO-KATSU（腸活）元年です。大腸内に共生する腸内細菌の研究技術が高度化し、免疫との関係、脳との関係、肥満、美容などなど、腸内環境との関係性がわかってきました。

今、文教大学のゼミ生たちは、地元、茅ヶ崎市の飲食店の協力を得てCHO－KATSUメニューの開発を続けています。玄米ベースにオクラ、納豆、マグロがのったCHO－KATSUポキ丼。しっかり冷えたジャガイモたっぷりのCHO－KATSUサンド。枝豆、豆乳、ハチミツのCHO－KATSUスムージーなどなど。すべてテイクアウトできます。このリアル店舗の活動とシンクロする映像作品「CHO－KATSU ザ・ムービー」の制作も始まっています。

キレイな腸内環境を子どもたちに繋いでいきたいですね。
そのためには，食事の前に「ちょっと冷まそう！」。
レジスタントスターチが増える様子を想像しながら、しばらく素敵な間を置いて、「いただきます」。

巻末データ

食品別のレジスタントスターチ量の一覧

食品名	レジスタントスターチ量（mg）	一人前の量
ご飯（炊飯直後）	732	200g（お茶碗1杯）
ご飯（常温放置1時間）	1156	200g（お茶碗1杯）
ご飯（冷蔵6時間）	1034	200g（お茶碗1杯）
うどん	800	200g（1袋）
そば	350	70g（1食分）
パスタ（スパゲティ）	880	80g（1食分）
ビーフン	840	70g（1食分）
フォー	500	100g（1食分）
春雨	480	30g（1食分）
ジャガイモ（ゆで）	650	50g
ジャガイモ（冷）	800	50g（ポテトサラダ1食分100g、小鉢）
サツマイモ（蒸し）	500	100g（中型の半分）
インゲン豆（水煮）	264	40g（サラダ1食分）
ヒヨコ豆（水煮）	520	20g（スープ1食分）
小豆（おはぎ）	1110	17g（おはぎ1個分70g）
食パン	670	60g（6枚切り1枚）
全粒粉パン	900	60g（6枚切り1枚）
コーンフレーク	800	40g（1食分）

宮城教育大学 亀井文先生、岐阜大学 早川享志先生、岡山県立大学 辻英明先生、
「Am J Diet Assoc」「CarbLover's Diet」などの複数のデータをもとに笠岡が算出

腸活先生が教える病気を遠ざける食事術
炭水化物は冷まして食べなさい。

発行日　2020年8月29日　第1刷

著者　笠岡誠一

本書プロジェクトチーム
編集統括　柿内尚文
編集担当　小林英史
編集協力　オフィスAT、株式会社ユリイカ、
文教大学料飲出藍会
装丁　井上新八
本文デザイン　菊池崇＋櫻井淳志（ドットスタジオ）
イラスト　植本勇
校正　植嶋朝子
DTP　山本秀一＋山本深雪（G-clef）

営業統括　丸山敏生
営業推進　増尾友裕、藤野茉友、綱脇愛、渋谷香、大原桂子、桐山敦子、
矢部愛、寺内未来子
販売促進　池田孝一郎、石井耕平、熊切絵理、菊山清佳、櫻井恵子、
吉村寿美子、矢橋寛子、遠藤真知子、森田真紀、大村かおり、
高垣真美、高垣知子
プロモーション　山田美恵、林屋成一郎

編集　舘瑞恵、栗田亘、村上芳子、大住兼正、菊地貴広
講演・マネジメント事業　斎藤和佳、高間裕子、志水公美
メディア開発　池田剛、中山景、中村悟志、長野太介、多湖元毅
総務　生越こずえ、名児耶美咲
マネジメント　坂下毅
発行人　高橋克佳

発行所　株式会社アスコム

〒105-0003
東京都港区西新橋2-23-1　3東洋海事ビル
編集部　TEL：03-5425-6627
営業部　TEL：03-5425-6626　FAX：03-5425-6770

印刷・製本　中央精版印刷株式会社

Printed in Japan ISBN 978-4-7762-1097-9

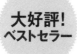